DE L'INFLUENCE

DES

MARAIS ET DES ÉTANGS,

SUR LA SANTÉ DE L'HOMME ;

OU

MÉMOIRE

Couronné par la ci-dev. Société R.le de Médecine de Paris, sur la question suivante :

« *Déterminer, par l'observation, quelles sont*
» *les maladies qui résultent des émanations des*
» *eaux stagnantes et des pays marécageux, soit*
» *pour ceux qui habitent dans les environs, soit*
» *pour ceux qui travaillent à leur desséchement ;*
» *et quels sont les moyens de les prévenir et d'y*
» *remédier ? »*

Par M. F. B. RAMEL, ex - Médecin de l'Armée d'Italie, Maire de la Ville de la Ciotat.

Fas sit mihi visa referre.
Ovid. Epist.

À MARSEILLE,

De l'Imprimerie de J. Mossy, Imprimeur-Libraire, à la Canebière.

An X. de la République Française.

AU
CITOYEN CHAPTAL,
MINISTRE DE L'INTÉRIEUR.

CITOYEN MINISTRE,

LA protection des Arts et des Sciences
a été placée dans le Département d'un Ministre qui honore son siècle par ses talens et
sa place, par l'heureuse application qu'il fait
de la Chimie aux Arts utiles, et qui s'attache à encourager les Artistes et les Savans,
en accueillant avec un vrai intérêt leurs productions.

Telles sont les considérations qui me font
espérer que vous recevrez l'hommage libre que
je vous adresse d'un Ouvrage auquel la ci-devant Société de Médecine de Paris, dont vous
étiez l'un des Membres distingués, a attaché
le sceau de son approbation et l'empreinte du
vrai et de l'utile, d'un Ouvrage qui sera en

A 2

effet d'une grande utilité pour les Peuplades qui vivent dans le voisinage des Marais et des Étangs, pour nos Armées, obligées de camper sur leurs bords, ou destinées à des expéditions dans les pays chauds et humides de l'Afrique et de l'Amérique, d'un Ouvrage enfin écrit sur un sujet qui a déjà fait l'objet de vos méditations, et sur lequel vous avez publié un Mémoire (1) savant et lumineux, que j'ai consulté avec autant de fruit que d'intérêt.

J'ai l'honneur de vous saluer.

RAMEL, ex-Médecin de l'Armée d'Italie, Maire de la Ville de la Ciotat.

A la Ciotat, le 7 Frimaire, l'an X. de la République.

---

(1) Mémoire sur les causes de l'insalubrité des contrées du Languedoc, avoisinées de Marais et d'Etangs, par le Citoyen Chaptal, etc.

AVANT-PROPOS.

LEs Observations Cliniques que je soumets aujourd'hui au jugement de la Société de Médecine de Paris, et que j'ai promises depuis long-temps dans les divers Ouvrages que j'ai publiés, ont été recueillies à Bonne et à La Calle (1), pays très-marécageux et très-mal sains, comme il sera aisé d'en juger. Ces deux Villes, assez voisines, sont environnées d'Etangs considérables ; l'un d'eux, qui a plusieurs lieues de pourtour, contient quelques islots (2), et porterait un Vaisseau de ligne ; les autres sont moins étendus. Indépendamment de ces Etangs, la majeure partie des terres incultes, n'offre, jusqu'à la fin de Mai, que des Marais couverts de joncs.

La constitution marécageuse de l'air est si remarquable dans ces contrées, que le Bastion de France qui était, il y a envi-

______

(1) En Afrique.
(2) Petites isles.

vi

ron un siècle , sur une hauteur entre ces
deux Villes , fut entièrement dévasté par
les effets de cette constitution. Cinq cent
concessionnaires qui l'habitaient , furent
moissonnés dans un seul été par les maladies. Il n'en échappa qu'un Prêtre et un
Officier - Supérieur. *Lancisi* (1) rapporte
que dans Velitre , Ville des Voïsques , il
ne resta qu'un dixième des habitans. Tout
le reste fut enlevé par les maladies endémiques dans les contrées palustres.

Après un séjour de plusieurs années dans
un pays où la constitution marécageuse de
l'air est aussi remarquable et saillante ,
après avoir été moi-même attaqué plusieurs
fois des fièvres intermittentes , après avoir
perdu deux Chirurgiens mes collaborateurs,
dans l'Hôpital confié à mes soins , je fus
contraint de m'éloigner de ces contrées ;
mais si je revins en France pauvre de santé , j'étais d'un autre côté riche en observations sur la nature et les funestes effets
de l'air marécageux.

Dans un Mémoire publié en 1784 , dans
un Ouvrage périodique (2), je promis de

____

(1) *De noxiis paludum effluviis*, p. 101.
(2) Journal de Medecine.

donner *mes Observations sur l'influence des Marais et des Etangs sur l'économie animale.* L'année suivante (1785) je donnai au Public un Ouvrage de Médecine-pratique, dont les lois académiques m'obligent de taire l'intitulation (1). Mon Mémoire sur l'influence des Marais et des Etangs ne pût voir le jour à la suite de cet Ouvrage, comme je me l'étais proposé et comme je l'avais annoncé à la république de Médecine; parce que cette production de 419 pages, format *in*-12, était déjà assez volumineuse; mais je l'annonçai de nouveau page 363.

Dans les premiers mois de l'année 1787, je donnai au Public un Mémoire assez étendu, dont le lois académiques me forcent encore de taire l'intitulation (2). J'annonçai de rechef, soit dans la Dédicace, soit à la page 55, un Ouvrage qui aurait pour titre: *de l'influence des Marais et des Etangs sur l'économie animale.*

Peu de temps après, la Société de Médecine de Paris proposa pour prix de 600 l.

---

(1) Consultations de Médecine.
(2) Apperçu et doutes sur la Météorologie, etc.

viij

la question dont je m'occupais depuis plusieurs années ; elle demanda :

« De déterminer , par l'observation ,
» quelles sont les maladies qui résultent
» des émanations des eaux stagnantes et
» des pays marécageux, soit pour ceux qui
» habitent dans les environs , soit pour
» ceux qui travaillent à leur desséchement;
» et quels sont les moyens de les prévenir
» et d'y remédier ? »

En voyant cette question intéressante ,
proposée par la Société de Médecine , je
me sus bon gré d'avoir différé jusqu'à ce
jour la publication de mon Mémoire , et je
résolus de présenter à cette illustre association de Médecine le fruit de mes voyages , de mes veilles , et une partie de mon
Ouvrage sur les Etangs , plusieurs fois annoncé , et promis depuis 1784.

Jaloux de remplir mes engagemens envers la république de Médecine , persuadé
d'ailleurs qu'aux Médecins de Cayenne (1)
près , il y a peu de personnes de l'art qui

____

(1) Des Capitaines de Navires marchands qui ne pouvaient partir de Bonne et de la Calle , attendu que tout
leur Equipage était à l'Hôpital , m'ont assuré n'avoir rien
éprouvé de pareil à Cayenne , où ils se sont trouvés plusieurs fois durant la saison des maladies.

aient été autant à portée que moi d'étudier et de connaître les effets de l'influence des Marais et des Etangs sur l'économie animale, et d'observer autant de maladies produites par cette cause endémique, je déclare que je donnai au Public cet Ouvrage dans toute son extension, quand même il ne serait pas couronné par cette savante Société.

Je dis dans toute son extension; car j'ajouterai dans ce cas à cet Ouvrage une infinité d'observations cliniques que j'ai cru devoir supprimer dans ce Mémoire, pour qu'il n'excéda pas les bornes d'une production destinée au concours.

Mais j'adresse avec d'autant plus de plaisir et de confiance à la Société Royale, ce fruit de mes veilles et de mes voyages, que cette illustre Compagnie demande un Ouvrage d'observation, (déterminer, par l'observation, dit-elle dans son Programme) et que notre Mémoire n'est qu'un long enchaînement d'observations cliniques, recueillies dans un pays où la constitution marécageuse de l'air est des plus saillantes, et dans un Hôpital toujours rempli de malades; qu'il n'offre aucun de ces raison-

x

nemens vagues de théorie , incapables d'é-
tendre la sphère de nos connaissances ,
aucune de ces longues expositions des opinions des autres , plus propres à égarer
l'esprit du lecteur , qu'à l'éclairer ; enfin
que cette illustre Compagnie a bien voulu
couronner un de mes Mémoires très-suc-
cint (1) sur cette matière , et faire une
mention honorable d'un second Mémoire
plus étendu que je lui ai adressé sur cet
objet , et ajouter que ces Mémoires présentaient des vues de Médecine-pratique
dont la Société avait été très-satisfaite.

En demandant de déterminer par l'observation , les maladies produites par les
eaux stagnantes , la Société de Médecine
semble encore imposer aux concurrens
l'obligation de donner des observations qui
leur soient propres , et les dispenser de
rapporter tout ce qui a été écrit sur ce
sujet par plusieurs Médecins d'un mérite
distingué , tels que *Salius Diversus* , *Vale-*
sius , *Ludovicus Mercatus* , *Willis* , *Torti* ,
Richa , *Hoffman* , *Physes* , *Baillou* , *Senac* ,

____

(1) Mémoires de la Société de Médecine, année 1782,
page 10.

Verlof, *Wansvieten*, *Cartheuser*, *Sydenham*, *Chirac*, *Pringle*, *Monro*, *Lancisi*, *Grant*, *Bertin*, *Strack*, *Voullone*,
Clarke, *Lucadou*, *Colombier*, *Bannau*,
Bajon, et sur-tout par *Lind* (1).

Nos juges sont familiarisés avec les productions de ces grands Médecins ; ils pourront facilement apprécier ce que notre
Ouvrage a de conforme avec le leur, et
sur-tout avec ceux de *Lind* et de *Lancisi*.

Ignorant entièrement la langue Anglaise, je n'ai pu tirer aucun avantage de
l'Ouvrage de *Lind*, pendant mon séjour
dans les pays marécageux où j'ai recueilli
mes observations, parce qu'à cette époque
il n'avait pas encore été traduit en Français ; mais en le lisant l'année dernière,
j'ai été rempli d'estime pour cet Auteur,
dont les idées et les opinions sont si conformes aux miennes.

Quant à *Lancisi*, je l'ai connu avant
que d'exercer la Médecine dans les contrées

---

(1) Cependant l'Ouvrage du Docteur Baume, qui m'a
enlevé un rameau académique, n'offre que les observations des autres, et très-peu qui lui soient propres ;
ainsi l'a dit la Société de Médecine dans ses Mémoires,
année 1787, page 3.

palustres ; je serais injuste si je refusais, à ce grand Médecin de Rome, le tribut d'éloges que je lui dois. Lorsque je suis d'accord avec lui (et le plus souvent, il en est ainsi), je lui rends un hommage mérité. Lorsque je ne suis pas de son avis, je motive les raisons sur lesquelles est fondée la diversité de mon opinion. Ayant fait usage des moyens curatifs ou préservatifs annoncés dans son Ouvrage, on avait droit d'exiger que je communiquasse les résultats de mes observations cliniques sur cet objet important.

C'est l'expérience seule qui peut, en Médecine, imprimer le sceau de la vérité aux découvertes des autres. La profession qui a pour objet la conservation de l'homme, étant peut-être la plus noble de toutes, et celle qui nous rapproche le plus de la Divinité, le plus important des devoirs de celui qui s'y livre, est sans doute de s'expliquer ouvertement sur tout ce qui peut en avancer les progrès, confirmer ou détruire les opinions de ceux qui les ont précédés. Aussi verra-t-on de quelle manière je m'explique sur l'expectation recommandée par *Sydenham*, dans le traitement de certaines maladies, et sur les opinions erronées de plusieurs Médecins de nos jours.

Les différentes fièvres intermittentes ou rémittentes endémiques, dans le voisinage des Marais et des Etangs, diffèrent beaucoup, suivant le site respectif des habitations, l'étendue, la nature (1) et la proximité des eaux stagnantes, la température des contrées, le règne le plus constant des vents-alysés, la quantité de pluie, la constitution athmospherique de l'année ou de la saison ; enfin, suivant les habitudes physiques et morales des différentes Peuplades : par exemple, dans les pays palustres et froids, tels que la Hollande et les Pays du Nord, les effets de la température modifient les maladies produites par la constitution marécageuse de l'air, et les rendent moins meurtrières et moins rebelles que dans les pays marécageux fort chauds, tels que les Indes orientales ou occidentales, l'intérieur de l'Afrique, Cayenne, Java.

____

(1) En effet les Etangs salans sont moins pernicieux que ceux d'eau douce, et les Marais plus dangereux que les Etangs.

Il est donc impossible qu'un seul Médecin ait observé dans sa pratique toutes ces modifications des effets morbifiques de l'air marecageux, parce que les uns ont observé en Hollande, les autres en Suède ou en Russie, ceux-ci en Afrique, ceux-là en Amérique, pays bien différens quant à la constitution athmospherique, qui modifie avec tant d'énergie et de variété les effets de la constitution marecageuse, comme nous l'avons fait observer plus haut.

Celui des concurrens qui, en traitant cette question, aura le mieux généralisé ses idées et son opinion, tâché d'expliquer quels doivent être les effets variés de la constitution athmosphérique palustre, soit par une juste analogie de ce qu'il a observé dans les pays où il a recueilli ses observations, soit par la comparaison qu'il en fera avec l'opinion des Médecins qui ont observé dans une température toute différente ; celui-là, dis-je, doit réunir à juste titre les suffrages de cette Académie.

La question que la Société Royale a proposée sur les avantages et les dangers du Quinquina , dans le traitement des différentes espèces de fièvres remittentes , a fourni à cette illustre Compagnie une abondante moisson de Mémoires sur la nature de ces maladies , et les différentes manières d'employer l'écorce du Pérou. Nous devons faire remarquer en passant , que les observations précieuses qu'elle a recueillies sur cet objet , semblent devoir faire une suite et un corps de doctrine avec celles que nous lui adressons sur l'influence morbifique des eaux stagnantes.

Il nous eût été sans doute bien facile de rapporter les recherches qui , depuis la découverte précieuse des gas , ont été faites sur ceux qui se dégagent en abondance de la vase des Marais et des Etangs , par *Volta* , *le Sage* , *Maquer* , *Fourcroy* , *Chaptal* , *Priestley* , *Fontana* , et par plusieurs autres Physiciens et Médecins. Il eût été ensuite facile de bâtir sur ces données et sur ces fondemens des raisonnemens vagues de théorie (1) ; mais en demandant un Ouvrage d'observation ,

____

(1) Comme l'a pratiqué le Docteur Baumes. Il semble que j'avais prévu et pronostiqué de quelle manière il traiterait cette question.

la Société a voulu rappeller les Médecins à la voie simple de l'expérience. Pour me conformer à ses vues, je ne laisserai subsister sur la théorie de ces maladies endémiques, que ce qui m'a paru nécessaire pour apprendre à certains Médecins, qui nient l'influence morbifique des Marais et des Etangs, comment cette constitution athmosphérique peut introduire dans les viscères gastiques cette quantité de matières étérogènes et putrides que l'on observe si constamment.

Nous avons jugé à propos de joindre à ce Mémoire un relevé des malades et des morts de chaque année, soit de l'Hôpital, soit du dehors. Au reste, il n'est fait mention dans ce relevé, que des malades dont les affections compétaient le Médecin.

Dans l'Hôpital :

Année . .	1775	1776	1777	1778	1779	1780
Malades .	1535	1451	820	1318	1595	1621
Morts . . .	39	28	14	37	44	41

Hors

Hors de l'Hôpital :

Année ..	1775	1776	1777	1778	1779	1780
Malades .	68	71	79	43	71	93
Morts ...	3	9	12	18	15	16

Quoique j'aie pris pour Epigraphe *fas sit mihi visa referre* , je ne dirai cependant pas tout ce que jai vu. J'aurai soin de ne rapporter qu'une ou deux observations sur chaque maladie , quoique mon *Diarium practicum paludosum* put fournir deux volumes *in* - 4°. , car je mettais chaque jour par écrit les observations que j'avais faites , soit à l'Hôpital , soit à la Ville. Malgré cette attention constante , pénible même , d'abréger cet Ouvrage , je sens et je prévois d'avance qu'il excédera les bornes d'un Mémoire de concours ; je réclame l'indulgence de mes Juges et de la Société Royale en faveur de ces longueurs et de cette redondance.

Lors du concours sur la maladie des nouveaux-nés , appellée muguet , millet , blanchet , la Société Royale se plaignit de ce que plusieurs concurrens avaient copié le Traité de *Kételaer* ; puisse-t-elle ne point leur reprocher aujourd'hui de n'avoir connu l'influence morbifique des eaux stagnante que dans *Lancisi* , et d'avoir habillé cet auteur de leurs livrées (1).

Peu de temps après la publication et l'annonce de la question dont la solution nous occupe , deux Médecins d'un mérite distingué , grands Chimistes , et très-versés dans la nouvelle science des gaz , qui ont vu dans deux de mes Ouvrages , l'un publié en 1785 et l'autre en 87 , que je travaillais à un Ouvrage sur l'influence des Etangs sur l'économie animale , m'ont fait l'honneur de m'écrire , pour m'engager à réunir mes observations cliniques à leurs recherches Chimiques sur les gaz.

Je n'ai pas cru devoir accepter leurs offres , parce que j'ai pensé qu'en demandant de déterminer , par l'observation , la

____

(1) Il y a dans cette prédiction de l'enchantement et du surnaturel , puisque Baume est tombé dans ce cas , en habillant de ses livrées tous les auteurs qui ont écrit sur les Etangs. Au reste, mon manuscrit est entre les mains de la Société.

nature des maladies dont il s'agit, la Société Royale n'exigeait nullement des recherches sur les gaz marécageux, mais des observations cliniques.

Mon intention étant d'ailleurs de publier ce Mémoire, quand même il ne serait pas couronné, j'aurais craint de perdre, pour ainsi dire, la propriété de mon Ouvrage, en le refondant dans celui des Auteurs qui avaient assez bonne opinion de mes observations pour me faire cette proposition (1). Telles sont les considérations qui ont motivé le refus des offres obligeantes qui me furent faites dans le temps par ces Médecins, et auxquelles j'ai été très-sensible.

____

(1) Je puis montrer leurs lettres.

MÉMOIRE

SUR

L'INFLUENCE DES MARAIS ET DES ÉTANGS,

SUR L'ÉCONOMIE ANIMALE.

LEs Marais et les Étangs sont funestes à l'agriculture, à la population et à la santé.

Ils nuisent à l'agriculture, en lui enlevant un terrein considérable et précieux qu'elle saurait mettre à profit, dont elle retirerait des grains et du fourrage propres à alimenter une quantité d'hommes et de bestiaux qui seraient pour l'Etat une nouvelle branche de richesses réelles.

Ils sont funestes à la population, en détruisant la santé, en abrégeant la vie commune et moyenne (1) des hommes qui vivent dans leur

____

(1) J'ai calculé que la vie moyenne et commune

B 3

voisinage , et en fixant des limites à l'agriculture , qui est la vraie source de la population.

Enfin , les Marais et les Etangs exercent une
influence tyrannique , oppressive et meurtrière
sur la santé des hommes et des animaux. C'est
ce que nous nous proposons de prouver dans ce
Mémoire. le C^{en.} *Huguenin* (1) a traité des Etangs
en Politique et en Citoyen zélé pour le bien de
l'humanité ; nous allons en parler en Médecin.
Puissent nos travaux réunis solliciter d'une manière efficace leur entière destruction auprès de
tous les Gouvernemens éclairés.

Pour transmettre leurs noms à la postérité ,
Érostrate incendia le Temple d'Éphèse ; *Zoïle*
et *Mévius* , lancèrent les traits empoisonnés de
la critique contre les productions des plus beaux
génies de leur siècle ; et dans tous les âges de
la Médecine, l'on vit des personnes de l'art qui,
pour se faire un nom , protégèrent des erreurs
et s'élevèrent contre des opinions généralement
reçues , consacrées par l'adoption unanime de
leurs contemporains , et confirmées par l'expérience des siècles. Il ne paraîtra donc pas éton-
nant que certain Médecin de nos jours ait nié
l'influence morbifique des Marais et des Etangs
sur les habitans de Rochefort ; qu'il ait établi

---

dans les pays avoisinés de Marais ou d'Etangs ne s'é-
tend qu'à 20 ans. Ce calcul serait sans doute déplacé
dans ce Mémoire.

(1) Dans un excellent Mémoire couronné par l'Académie de Lyon.

son opinion dans un Ouvrage (1) , d'ailleurs rempli d'erreurs et de grossiers sophismes ; qu'il invoque et qu'il plie à l'appui de son sentiment, l'autorité des *Sydenham*, des *Chirac*, des *Lind*, des *Monro*, des *Pringle*, des *Bertin*, des *Strak*, des *Clarke*, des *Lucadou*, Auteurs qui se réunissent pour reconnaître l'influence morbifique de l'air marécageux ; enfin, qu'il soutienne, qu'il défende avec une chaleur et une opiniâtreté qui tiennent de la phrénésie, son opinion dans un Ouvrage périodique consacré à exalter ses propres productions typographiques (2) , et à exercer sa corrosive mordacité sur tous les ouvrages nouveaux.

« De ce qu'il y a des contrées assez malheu-
» reusement situées pour être environnées de
» Marais , dont les exhalaisons causent des ma-
» ladies épidémiques , dit ce Médecin (3) , et
» de ce que Rochefort est environné de Marais
» et ravagé par une épidémie , on conclud que
» ce sont les Marais qui l'occasionnent.

Oui , sans doute , et cette conclûsion , tirée du général au particulier, est d'autant plus juste et légitime , que les maladies de Rochefort sont caractérisées par les mêmes symptômes que celles qui sont endémiques dans le voisinage des

---

(1) Précis sur les maladies épidémiques de Rochefort.

(2) Et sur-tout son faible Traité sur les maladies de la peau.

(3) Précis sur les maladies épidémiques de Rochefort, page 37.

B 4

(24)

Marais , qu'elles se montrent dans Rochefort
durant la saison chaude , qu'elles attaquent plus
particulièrement les etrangers que les indigenes
qui sont acclimatés ; enfin , nous opposons avec
raison à l'opinion erronée de ce Médecin , l'autorité de *Chirac*. On sait qu'il invoque à chaque instant ses mânes , qu'il est son génie tu-
télaire.

« En 1694, dit *Pringle* (1), une fièvre parut
» à Rochefort en France. On la prit d'abord
» pour la peste, à cause de ses symptômes ex-
» traordinaires et de la grande mortalité ; mais
» M. *Chirac*, qui fut envoyé par la Cour, pour
» en examiner la nature, trouva qu'elle prove-
» nait de quelques Marais formés par l'inonda-
» tion de la mer. Il remarqua particulièrement
» que les vapeurs putrides, qui rendaient une
» odeur semblable à celle de la poudre à ca-
» non, étaient portées vers la Ville par le vent
» qui soufflait depuis long-temps de ce côté-là.
» Les deux tiers environ de ceux qui tombèrent
» malades en moururent ; cette fièvre fit le plus
» de ravage dans les mois de Juin , de Juillet
» et d'Août, et finit par une grande pluie qui
» purifia l'air et rafraîchit l'eau croupie ».

Nos Juges trouveront la plupart des erreurs
et des grossiers sophismes de ce Médecin com-
battus dans le cours de cet Ouvrage. *Lancisi* (2)

---

(1) Maladie des Armées , tome 2, page 146.
(2) C'est le IVᵉ. Chapitre.

consacre un chapitre entier à la réfutation de l'opinion de ses adversaires sur le même objet ; mais de pareilles erreurs ne méritent pas d'être sérieusement réfutées ; mais notre Ouvrage les détruira assez.

DIVISION DE CE MÉMOIRE.

Au milieu de la confusion , nécessitée par tant de matériaux et d'observations cliniques que nous avons recueillies sur cet objet , tâchons d'adopter un ordre qui puisse diriger l'esprit de nos Juges , et qui n'ajoute pas l'embarras de la matière à l'insuffisance de l'Auteur et à la négligence du style.

Pour mettre de l'ordre et de la clarté dans la discussion d'une question aussi importante, et dans l'enchaînement des observations propres à la résoudre , nous donnerons :

1°.

Des observations météorologiques et cliniques, capables d'éclairer sur la nature particulière de l'air que l'on respire dans le voisinage des Marais et des Etangs.

2°.

Ces observations météorologiques et cliniques, nous conduiront naturellement à la connaissance des causes prédisposantes et éloignées des ma-

ladies endémiques, produites par les émanations
des eaux palustres, et encore à leurs causes immédiates et prochaines.

3°.

Nous parcourrons en détail les différentes espèces de maladies, soit aiguës, soit chroniques
endémiques dans le voisinage des Marais et des
Etangs ; et pour ne plus revenir sur ces maladies, nous exposerons le traitement sur l'efficacité duquel l'expérience a prononcé.

4°.

Nous exposerons d'une manière assez détaillée, comment dans les pays où la constitution
marécageuse n'est pas aussi saillante et remarquable, c'est-à-dire, où les Marais et les Etangs
sont moins considérables ou assez éloignés, ou
d'eau salée, cette constitution athmosphérique
se combine avec les quatre constitutions de l'année, qui sont l'inflammatoire, la cathanale, la
bilieuse et l'atrabilieuse, et comment elle les
modifie.

Ce chapitre nous a paru aussi nécessaire qu'u-
tile, parce que la constitution palustre de l'air
n'est pas également intense et saillante par-
tout, et cette différence en modifie singulièrement les effets, et les rend plus ou moins funestes.

5°.

Enfin, nous nous occuperons des précautions que doivent prendre pour se garantir de l'influence morbifique des eaux stagnantes, soit les indigènes, soit les étrangers qui sont contraints de vivre dans leur voisinage, soit les personnes employées à leur desséchement et au curage des ruisseaux, des mares, soit enfin les Troupes campées dans des lieux bas et humides.

Les Commissaires chargés de l'examen des Mémoires de ce concours jugeront si toutes ces parties s'entr'aident mutuellement, se prêtent des forces et sont propres à éclaircir la question intéressante dont la solution nous occupe. Puisse la réunion de tous ces articles leur paraître un corps de doctrine complet sur les funestes effets de l'influence des Marais et des Etangs sur l'économie animale, satisfaire à toutes les conditions du Programme, réunir leurs suffrages et ceux de la Société de Médecine.

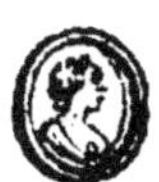

CHAPITRE PREMIER.

Observations météorologiques et cliniques, propres à faire connaître la nature de l'air que l'on respire dans le voisinage des eaux stagnantes.

OBSEVATIONS MÉTÉOROLOGIQUES.

1. Dans le mois de Décembre de l'année 1774, nous nous embarquâmes à Toulon, pour passer à Bonne et à la Calle, en qualité de Médecin. Il y avait sur le même Navire six Officiers principaux et environ trente hommes qui allaient dans ce pays, les uns en qualité de soldats, les autres comme corailleurs ; sur trois autres Bâtimens se trouvaient embarqués encore vingt-cinq hommes.

2. En arrivant dans ce pays, nous fûmes très-empressés d'étudier, suivant le précepte d'*Hyppocrate* (1), la nature de l'air marécageux dans lequel nous allions exercer notre art. Quoique les observations cliniques que nous rapporterons

----

(1) *Exactissimi sint in observandis variis hominum temperamentis, moribus, morbis propriis, regione in quam medicinam exercere cupiunt, sed etiam quæ sub diversâ cæli temperie regnare observantur.*

Lib. de aeribus, locis et aquis.

à la suite des observations météorologiques, fussent bien capables de nous éclairer sur la nature de la constitution palustre de l'air, nous ne laissâmes pas et nous ne nous lassâmes point, pendant un séjour de plusieurs années, d'observer le Baromètre, le Thermomètre et l'Hygromètre. Nous nous contenterons de donner le résultat de nos observations météorologiques, persuadés que ces observations, présentées en détail, grossiraient, à pure perte, ce Mémoire, qui, malgré notre attention constante à être court, ne sera peut-être que trop volumineux.

BAROMÈTRE.

3. Pendant six années nous avons observé constamment deux fois par jour le Baromètre. Voici d'une manière sommaire le résultat de nos observations.

4. La colonne de Mercure dans le Baromètre a toujours été plus basse qu'en Provence, quoique la différence de notre élévation au-dessus du niveau de la mer ne dût nous donner qu'une demi-ligne de différence ; car tous les météorologistes savent qu'une ligne d'abaissement du Mercure dans le Baromètre, annonce 12 toises et demies d'élévation au lieu où l'instrument est le plus bas.

5. La Colonne de Mercure pendant les temps les plus secs et les plus beaux, s'élève très-rarement à 28 p., à moins que l'athmosphère ne soit obscurci par des brouillards épais. On la voit

au contraire trè-souvent à 27 p. Son élévation moyenne la plus constante est de 27 p. et deux lignes , tandis que dans notre Patrie , cette élévation moyenne est de 28 p. moins deux lignes , tandis qu'à Paris cette élévation moyenne a été reconnue et jugée de 27 p. 6 lignes.

La colonne de Mercure est rarement stationnaire pendant la saison froide ; elle l'est plus communément durant l'été.

THERMOMÈTRE.

6. La comparaison de nos observations thermométriques , suivies avec exactitude pendant six années , avec celles que nous avons faites dans la Basse-Provence , nous a convaincu que la température athmosphérique était plus chaude d'un demi-degré à Bonne qu'à Marseille. Nous n'avons jamais eu égard dans ce calcul et dans cette comparaison , au temps où les indigènes mettent le feu à leurs guérets et aux bois de haute futaie, que les montagnes et les champs sont embrasés à vingt lieues de pourtour , ce qui produit une chaleur factice, excessive, à la vérité , mais qui ne dure qu'envirou un mois.

Cette chaleur est insupportable , et sur - tout lorsque le vent du Sud , naturellement chaud par lui-même , pousse cet air brûlant sur ces deux Comptoirs , qui sont au Nord , relativement aux Terres et aux Etangs. Nous avons vu dans ces circonstances (on aura de la peine à le croire) le Thermomètre s'elever au 32.^{c}. d.

tandis qu'avant cette époque il se soutenait assez régulièrement entre le 27ᵉ. et le 28ᵉ.

HYGROMÈTRE.

De tous les instrumens météorologiques, l'Hygromètre est sans doute le moins connu des Médecins, et c'est cependant celui qui leur est le
plus nécessaire et le plus utile; nous osons dire
le seul dont ils doivent faire usage, parce qu'il
est le seul capable de les éclairer sur le degré
d'humidité ou de sécheresse de la constitution
locale de l'air où ils exercent leur profession,
constitution qui a la plus grande influence sur
l'économie animale. En effet, la santé de l'homme supporte facilement quelques degrés de plus
de gravité ou de légéreté athmosphériques exprimés par le Baromètre, quelques degrés de plus
de chaleur ou de froid exprimés par le Thermomètre; mais une constitution permanente et
durable, trop humide ou trop sèche, porte les
impressions les plus funestes sur la fibre animale et sur les humeurs soumises à son action. *Hyppocrate* avait observé avec fondement, que les
grandes sécheresses étaient moins dangereuses
que des pluies constantes et durables. *Ex anni
autem conditionibus in totum magnæ siccitates
assiduis imbribus sunt salubriores minusque læ-
thales* (1)

---

(1) Aphor. 15, Sec. III.

On sait d'ailleurs que le Baromètre et l'Hygromètre éprouvent souvent des changemens à-
peu-près égaux par la même constitution athmosphérique ; en effet, si l'on en excepte les temps
chargés de vapeurs épaisses et de brouillards,
qui communiquent à l'air une densité et une
gravité plus remarquables, et qui font monter
la colonne de Mercure dans le Baromètre, tandis que l'Hygromètre semble avoir été trempé
dans l'eau, ces deux instrumens météorologiques
éprouvent souvent les mêmes mutations par les
mêmes constitutions de l'air.

L'Hygromètre a toujours montré beaucoup
d'humidité dans l'athmosphère, même dans les
temps, en apparence, les plus secs et les plus se-
reins ; dans la nuit sur-tout cet instrument annonçait une humidité excessive : on eut dit qu'il
avait été trempé dans l'eau, tant ses degrés
d'abaissement étaient insolites et excessifs.

Quoique la saison chaude soit celle où l'Hygromètre offre ordinairement les plus grands degrés d'ascension, cet instrument, dans notre
nouvel établissement, présentait en général des
degrés d'abaissement plus remarquables dans cette
saison qu'il n'en avait offert en Provence dans
les temps les plus tièdes et les saisons les plus
pluvieuses de l'hiver. Lorsqu'il ne soufflait aucun vent, et que des bouillards ou des vapeurs
obscurcissaient l'athmosphère, notre Hygromètre
présentait des degrés d'abaissement insolites. Depuis notre arrivée en France, nous avons répété
ces expériences dans plusieurs contrées palustres

de

de la Basse-Provence, cet instrument a toujours montré par des degrés d'abaissement excessifs, une grande humidité athmosphérique dans les pays les plus marécageux.

Lorsque nous étions obligés de voyager dans ces contrées, nous observions constamment le soir et le matin des brouillards considérables dont nos habits étaient sensiblement mouillés. Ces vapeurs étaient quelquefois si épaisses, que nous étions contraints d'ordonner à nos guides de chanter ou de parler à haute voix, pour ne pas nous égarer. Nous ne pouvions en effet nous reconnaître à quelques pas de distance les uns des autres.

Une autre observation, qui concourt encore bien puissamment à prouver que dans le voisinage des Marais et des Etangs la constitution de l'air est très-humide, c'est que les métaux s'y rouillent facilement. En effet, peu de jours après mon arrivée dans les Concessions d'Afrique, je trouvai mon fusil et mes pistolets couverts de rouille, quoiqu'ils fussent placés dans l'endroit le plus sec de ma chambre. J'étais même obligé de les faire éclaircir tous les mois. Cette observation est conforme à celle qu'avait faite Bontius à Java, isle marécageuse. *Chalybs ac ferrum tùm æs quoque, ac ex his confecta instrumenta rubiginem citiùs ac æruginem contrahunt etiàm siccissimâ anni tempestate* (1).

Si l'on veut comparer nos observations à cel-

____

(1) Lind, malad. des Européens, p. 189.

les qui ont été faites dans les Pays-Bas par l'auteur de la Météorologie appliquée à la Médecine, on reconnaîtra une grande conformité entr'elles. Nous le citons avec d'autant plus de plaisir dans cette occasion, que nos opinions respectives seront rarement conformes dans la suite de ce Mémoire.

« Ces observations de l'Hygromètre et de l'Eu-
» diomètre, dit-il (1), découvrent qu'aux Pays-
» Bas l'humidité est générale dans toutes les sai-
» sons. Il est donc déterminé que la tempéra-
» ture la plus ordinaire des saisons aux Pays-
» Bas est variable, froide et humide, p. 59.

» Ces observations prouvent l'humidité du cli-
» mat, p. 58 ».

Mais il est bon de faire remarquer que les réflexions de ce Médecin sont des résultats d'observations générales, faites dans des pays dont la majeure partie n'offre ni Marais ni Etangs, et qui forme la partie la plus saine des Pays-Bas. Il eut reconnu comme nous une humidité bien plus remarquable, si ces observations eussent été exclusivement relatives à la Zélande, à l'Over-Issel et à plusieurs autres Provinces marécageuses de la Hollande. *Kramer*, qui a fait des observations en Hongrie, pays très-marécageux, assure que, dans le temps de la moisson, l'humidité athmosphérique est si grande, que les Soldats Autrichiens ne pouvaient empêcher que leurs

-----

(1) Météorologie appliquée à la Médecine.

fentes ne fussent mouillées , même en les cou-vrant d'une triple toile.

Une autre observation qui milite bien puissamment en faveur de notre opinion , c'est que le Sel de Tartre (que l'on peut regarder comme un vrai Hygromètre) tenu dans les appartemens les plus secs , annonce bientôt la plus grande humidité athmospherique dans le voisinage des lieux palustres.

EUDIOMÈTRE.

Cet instrument est parfaitement inutile et muet. Son observation la plus assidue et la plus constante , a lieu d'étonner un Médecin qui porte dans ses recherches un esprit libre de prejugés ; il ne nous a jamais en effet annoncé aucun degré d'insalubrité dans le temps que les maladies sévissaient avec le plus de violence. Que les partisans des miasmes morbifiques tâchent d'expliquer cette contradiction avec leur theorie. Ils répondront : ces miasmes , ainsi que ceux de la peste , n'infectent et ne vicient qu'une très-petite portion d'air ambiante et la plus voisine des eaux fangeuses et stagnantes. Il s'ensuivrait donc qu'à cent pas loin de ces eaux , et à plus forte raison à un quart de lieue , ces miasmes n'exerceraient plus leur influence délétère sur le corps animal. On sait cependant le contraire.

D'ailleurs , pourquoi ces miasmes seraient-ils morbifiques l'été seulement ? Voilà encore une explication que nous attendons des partisans de cette cause chimérique et absurde ; et s'ils nous en donnent une satisfaisante , il nous restera encore plusieurs objections non moins embarrassantes à leur proposer.

OBSERVATIONS CLINIQUES.

Si , à ces observations météorologiques , qui seraient seules capables de nous éclairer sur la nature de l'air que l'on respire dans les pays marécageux , l'on joint les observations suivantes , on ne pourra douter que la constitution athmosphérique , dont nous nous occupons , ne soit humide et très-propre à opérer une détente et une laxité remarquable dans la fibre animale, à détruire la cohésion et la consistance des fluides ; enfin qu'elle n'ait une vertu sédative bien prononcée, suivant l'expression de *Cullen*. Rien n'est plus capable en effet d'éclairer sur les qualités de l'air d'une contrée, que sa manière d'agir sur ceux qui le respirent pour la première fois.

Peu de jours après leur arrivée dans ces pays marécageux, les hommes les plus forts , les plus vigoureux et à la fleur de l'âge , se sentent énervés ; ils éprouvent des lassitudes , des pesanteurs, des crampes , une diarrhée comme séreuse ; ils deviennent lents , mous, pesants, paresseux ; le plus léger exercice les fatigue ; ils ont plus d'inclination et plus de goût pour le vin , pour les liqueurs et pour le café ; le coloris se flétrit. *Lancisi* avait fait la même observation sur l'altération du teint et la décoloration du visage. *Faciei colorem in deterius mutare* , dit ce savant Médecin (1). *Atque incolarum color ex vivido ac nitido in flavum et pallidum verti , quod semper fieri assolet ubi putrescentibus aquis cæli temperies et crasis immutatur*, dit-il ailleurs (2).

M. M* , Chirurgien-Major en Corse , m'a dit de vive voix, avoir fait la même observation sur les Troupes envoyées dans cette Isle , et qui étaient en cantonnement dans des Villages avoisinés d'eaux stagnantes. Cette décoloration du visage était encore plus remarquable , ajoutait-il , parmi les Suisses et les Troupes Allemandes , chez lesquelles le tempéramment sanguin prédomine et le teint vermeil est plus commun.

« Le célèbre *Lind* avait fait la même observation. L'influence du mauvais air sur l'estomac et les intestins , est également puissante. Ordinairement il occasionne le dégoût , les indigestions , une aversion pour beaucoup d'alimens , et provoque des selles fréquentes et bilieuses ; ceux qui paraissent d'ailleurs en bon état, jaunissent (3) ».

Après quelques mois de séjour , l'appétit commence à languir , le ventre devient plus lâche , la bouche est mauvaise et amère , sur-tout lors

______

(1) *De noxiis paludum effluviis* , p. 54.
(2) *Ibid.* p. 212.
(3) Tom. I. p. 242.

du réveil ; la langue est chargée, principalement le matin, d'une croûte jaunâtre ; quelques personnes se plaignent d'un poids, *circà præcordia*, sur-tout après les repas ; d'autres ont des rapports nidoreux, des nausées. Nonobstant ces indispositions, l'embonpoint augmente d'une manière sensible, même chez les hommes les plus grêles. *Gaubius* pense, avec fondement, que dans cette circonstance le corps se remplit et ne se fortifie point. *Repleri corpus et non roborari* (1).

Nous avons dit plus haut que nous étions environ cinquante hommes de passage, sur trois ou quatre Bâtimens, destinés pour ces contrées. Ces hommes étaient tous à la fleur de l'âge, forts, vigoureux et sains : nous avons encore fait observer que nous arrivâmes dans ce pays dans la saison la plus froide, qui est aussi la plus saine dans les contrées palustres.

Peu de jours après notre arrivée, les Officiers et la plûpart des gens de force se plaignirent de pesanteurs, de lassitude, de crampes de diarrhée ; j'éprouvai d'ailleurs sur moi-même toutes ces impressions de l'air. En France, je ne pouvais supporter l'usage du café, qui portait sur mes nerfs les plus fâcheuses atteintes ; je fus contraint d'en user en Barbarie, et je m'en trouvai bien. Plusieurs Officiers qui buvaient le vin avec modération, furent obligés de le noyer avec moins d'eau. Les buveurs d'eau éprouvèrent des

---

(1) Pathologie, p. 157.

pesanteurs d'estomac , des diarrhées séreuses, qui les contraignirent à s'habituer à l'usage du vin ; enfin , la nature semble elle-même demander à grands cris le régime tonique et fortifiant dans les contrées marécageuses. Malheur à ceux qui sont sourds à sa voix , ou qui résistent à ses puissantes impulsions ; ils sont bientôt attaqués des maladies endémiques du pays. Nous ne sommes donc pas étonnés que le Docteur *Daignan* ait recommandé l'usage de l'eau-de-vie de Genièvre dans les Pays-Bas. Nous verrons dans la suite de cet ouvrage le concours, la réunion et la généralité des suffrages de tous les gens de l'art sur la nécessité du régime tonique et fortificant dans le voisinage des Marais et des Etangs , ce qui prouve incontestablement que la constitution marécageuse de l'air ne donne lieu aux maladies qu'en produisant une détente contre nature dans la fibre animale , qu'en donnant aux fluides une diathèse lâche et sereuse , et par une vertu comme septique , pour me servir de l'expression de *Pringle.*

Nous avons observé constamment durant six années , les mêmes effets de la constitution marécageuse de l'air sur tous les étrangers qui venaient s'établir dans ce pays ; mais ces premières impressions étaient moins sensibles sur les hommes qui nous venaient de Corse , parce que l'air de cette Isle , en grande partie marécageuse , approche beaucoup de la nature de celui dont il s'agit , et qu'il a avec lui les plus grands rapports de ressemblance. C'est ainsi que ces insulaires , qui étaient en assez grand nombre dans les concessions d'Afrique , éprouvaient moins les influences morbifiques de l'air de ces contrées que les étrangers qui venaient d'un pays où l'on respire un air salubre , sain et tonique. C'est ainsi que les travailleurs, qui venaient des côtes maritimes de la Basse-Provence, où l'air est sec tonique et vif, étaient plutôt attaqués des maladies du pays. C'est ainsi enfin, que les indigènes comme ceux de Rochefort (1), sont moins sujets à ces maladies que les étrangers , quoique ces maladies ainsi que celles de Rochefort , soient vraiment endémiques , et produites comme elles par la constitution marécageuse de l'air.

Nous établissons , comme un principe incontestable en médecine , que toute maladie à-peu-près identique , que l'on observe constamment toutes les années et dans la même saison , dans une contrée , est décidément et vraiment endémique, que la qualification d'épidémique ne saurait lui convenir. Or, telles étant les maladies observées toutes les années à Rochefort , nous ne concevons pas comment un Médecin de nos jours , qui reconnaît à chaque page de son Mémoire que ces fièvres se montrent toutes les années dans cette Ville , puisse les qualifier d'épidémiques , par cette seule raison qu'elles attaquent de préférence les étrangers. Enfin, pour renverser entièrement l'opinion de ce Médecin (2),

------

(1) Voyez le Précis des maladies qui régnent à Rochefort , par *R.*

(2) *Idem.*

nous le prions de nous expliquer pourquoi à Brest,
à Toulon et autres Ports de mer, dans le voisinage desquels il n'y a pas d'eaux stagnantes les
soldats, les matelots et les ouvriers qui n'ont pas
une organisation physique différente que ceux que
l'on envoie à Rochefort, qui sont employés aux
mêmes travaux, nourris avec les mêmes alimens,
ne sont pas attaqués des maladies observées tous
les étés dans ce dernier Port?

Je reviens à mon sujet, dont cette digression
nécessaire a paru m'éloigner pour un moment.
J'ai exposé dans les paragraphes précédens quels
sont les premiers effets de l'influence morbifique
de l'air marécageux sur les hommes qui le respirent pour la première fois ; je poursuis et je
dis : à cet état, qui annonce déjà une détente
contre nature dans les solides, une flaccidité dans
le système vasculeux , un défaut d'énergie et
d'oscillation dans la fibre , une aggrégation molle
et vapide dans les principes constitutifs du sang,
une diathèse séreuse et lâche dans les humeurs,
une lenteur dans les secrétions et les excrétions ,
à cet état qui se soutient plus ou moins, suivant la force et l'âge du sujet , suivant ses habitudes de vivre , et suivant la saison (l'été étant
ici comme à Rochefort et comme dans toutes
les contrées marécageuses la saison constante des
maladies) ; à cet état succède toujours quelqu'une
de celles dont nous aurons lieu de parler dans
le chapitre consacré à l'exposition et à la description des maladies endémiques dans les pays
palustres.

D'un autre côté, si l'on porte ses regards sur les indigènes, sur ces malheureuses hordes nomades qui mènent une vie patriarchale sous des tentes qu'elles transportent çà et là sur les bords de ces Étangs, et dans les lieux bas et humides qui leur offrent le plus de pâturages, on voit des hommes d'une habitude de corps assez grasse et musculeuse, mais faibles, lâches, phlegmatiques, pâles, décolorés, et incapables de supporter le moindre travail. Ce sont, du côté du physique et du moral, les vrais Phasiens dont parle *Hyppocrate*. *Thion de la Chaume* avait fait la même observation sur les habitans de Porto-Bello. *Leurs mouvemens*, dit-il (1), *se ressentent de la faibleesse de l'air qui relâche sensiblement leurs fibres : on s'en apperçoit jusques dans leurs paroles toujours traînantes et prononcées à voix basse.*

Quelles sont les maladies qui frappent les premiers regards de l'homme de l'art, que la curiosité, l'esprit philosophique ou l'exercice de son art attirent dans les contrées palustres ? des leucophlegmaties, des œdèmes, le clorosis, des obstructions molles, des fièvres intermittentes rebelles ? L'on remarque constamment l'inertie dans la circulation des humeurs, leur stagnation, la laxité de la fibre, la faiblesse dans ses oscillations ; enfin, des fluides d'une consistance lâche et noyée, et quoiqu'ici comme à Rochefort,

---

(1) Traduction de *Lind*, tom. 1. p. 13.

les indigènes soient moins affectés des qualités vicieuses de l'air , ils le sont cependant.

Depuis notre retour en France , nous sommes souvent appellés dans deux Villes sur le bord de la mer , dans le voisinage desquelles il n'y a ni Marais ni autres causes d'insalubrité ; nous observons que la plupart des étrangers qui y séjournent quelque temps , se plaignent de constipation , d'hémorroïdes , d'efflorescences dartreuses ou cutanées. La ptysie pulmonaire y est commune : ceux qui y arrivent avec la dyssenterie, avec des œdèmes , et sur - tout avec des fièvres intermittentes , sont guéris en peu de temps , sans remède quelconque , par la seule action efficace de l'air. L'hygromètre y offre les plus grands degrés d'ascension et de sécheresse. L'on y rencontre beaucoup d'octogénaires. Nous concluons que l'air de ces deux Villes (1) est sec, tonique , fortifiant et sain.

Par une juste comparaison ne sommes - nous pas autorisés à conclurre , des observations météorologiques et cliniques que nous venons de rapporter , que l'air que l'on respire dans le voisinage des eaux stagnantes , est humide ; et par cette qualité , très-propre à opérer une détente et une laxité remarquables dans la fibre animale , à faire languir la circulation des humeurs , les différentes excrétions et secrétions , dont la régularité , la constance , constituent et entretiennent la santé.

----

(1) La Ciotat et Cassis.

Est-il nécessaire de recourir aux miasmes, pour établir les causes éloignées de ces maladies endémiques ? Il existe sans doute des affections produites par les miasmes. Telles sont la peste, la petite-vérole, et quelques autres maladies éruptives qui s'attachent à l'enfance, les fièvres malignes des prisons et des hôpitaux ; mais hors de ces cas, les miasmes doivent être repoussés, comme nous ramenant aux causes occultes qui déshonorèrent certain âge de la Médecine (1).

---

(1) Le Docteur Baume, dans un Ouvrage publié sur la même matière, a tout attribué aux miasmes. Je suis fâché de n'être pas de son avis ; s'il eut, comme nous, exercé la Médecine dans le voisinage des eaux stagnantes ; s'il eut, comme nous, recueilli ses observations sur les bords des Marais, il eut été d'une opinion bien différente ; il n'eut pas embrassé l'opinion érronée de *Vanswieten*, de *Strack*, de *Cullen*, et de quelques autres Médecins. Le temps et les Sociétés savantes ont vivement repoussé le mesmérisme et la plate théorie des nerfs-parchemins de *Pome*, d'Arles, et la pratique meutrière qui en est le résultat nécessaire ; le temps et les Sociétés savantes feront justice des miasmes et de la météorologie médicale, contre lesquels nous nous sommes élevés.

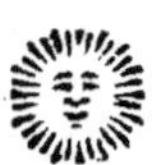

CHAPITRE II.

Des causes prédisposantes et éloignées , et des causes prochaines des maladies observées dans le voisinage des eaux stagnantes.

DES CAUSES PRÉDISPOSANTES ET ÉLOIGNÉES.

LA maladie des systêmes semble devenir contagieuse en Médecine. Les nouvelles instructives et souvent mensongères d'un certain Médecin de Paris , nous en fournissent des exemples bien multipliés. Notre attention à n'adopter que l'opinion la plus générale , et même celle de la Société Médicale , sur les causes éloignées et prochaines des maladies dont nous nous occupons, nous garantira-t-elle de cet écueil ? Nous le desirons bien sincèrement.

Nos observations météorologiques et cliniques nous ont autorisé à prononcer que la constitution marécageuse de l'air était humide. Notre opinion à cet égard est conforme à celle de tous les grands Médecins qui ont exercé leur art dans des pays palustres. Il suffira d'indiquer le nom de ces Auteurs ; plusieurs volumes seraient insuffisans pour recueillir leurs opinions respectives sur ce sujet. Les rapporter ce serait vouloir faire l'étalage d'une érudition aussi pompeuse que facile. *Salius Diversus, Torti, Richa, Lancisi, Baglivi, Kramer, Bontius, Pringle, Lind, Monro, Frédéric Hoffman, Daper, Montanus, Forestus, Lentilius, Bajon, Bannau, Daignan et Chaptal,* sont les Auteurs qui ont reconnu cette humidité dans la constitution marécageuse de l'air. Ces Médecins se réunissent encore à prononcer que dans tous les pays avoisinés d'eaux stagnantes, les maladies endémiques ne commencent à se montrer que dans le printemps, qu'elles sévissent dans les grandes chaleurs de l'été, qu'elles diminuent à l'approche de la saison froide. Examinons quels sont sur l'économie animale les effets de cette humidité de l'air qui constitue et caracterise dans tous les pays la constitution marécageuse, et l'on comprendra sans peine pourquoi la chaleur athmosphérique qui s'y joint, concourt à les rendre plus funestes.

Nous consulterons en premier lieu, sur cet objet, un des plus grands Pathologistes de ce siècle, *Gaubius* (1).

Aer humidus, dit-il, *multâ gravidus aquâ elatere ac pondere suo minùs efficax est impressos motus receptasque qualitates sensibiles suffocat magis, quàm propagat ; minùs aptus novos vapores de corporibus quæ ambit recipere, absorbere, dissipare ; hæc potiùs humectat, humore insinuato replet, laxat, mollit, solvit, diluit, situm pu-*

---

(1) Pathologie de *Gaubius*, p. 157.

tredinem promovet , calore præsertim adjectus. Fri-
gidus simùl difficilius calescit , ad sensum frigi-
dior est.

Liquet adeò in atmosphærá humidiori diù versanti :
1°. superficiem corporis minùs præmi , canalium
parietes parte suæ fulturæ externæ privari nec ple-
ná vi in contentos humores agere.

2°. Humores inundante aquá nimis dilui , collu-
viem ideò serosam nasci et quæ indè sequuntur
mala.

3°. Solida humectata , laxari , flacescere , iner-
tia reddi.

4°. Itaque circuitum vitalem in universum tra-
jectum sanguinis per pulmones , attritum , calorem,
coctionem nutritionem torpere , ac repleri quidem
non roborari corpus (1).

Chaque mot de ce paragraphe pourrait être
commenté de la manière la plus avantageuse à
notre opinion; mais nos Juges se rappeleront que
tout ce que nous avons dit jusqu'ici sur les premiers effets de la constitution marécageuse de
l'air sur les étrangers , a une connexion intime
avec le sentiment de *Gaubius.* Pourrait-il se faire
que cette pathologie, si simple et si naturelle ,
put jamais vieillir? On voit qu'elle explique de
la manière la plus satisfaisante et la plus lumi-

-----

(1) Au sujet de *repleri corpus* et *non roborari* , on se
souvient sans doute de ce que j'ai dit plus haut, que
les nouveaux concessionnaires , quoique travaillés par
des lassitudes et des faiblesses , prenaient cependant de
l'embonpoint.

neuse les effets de cette cause morbifique , sans
recourir à des causes occultes , et sur-tout à ces
miasmes adoptés, sans fondement, par quelques
Médecins de nos jours. Mais nous ne pouvons
nous résoudre à quitter *Gaubius*, sans rapporter
la suite de son opinion sur les effets de la dia-
thèze humide de l'air.

*Suprimi transpirationem præcipuè pulmonalem,
undè augmentum colluvii. Serosæ , infarctus va-
sorum pulmonalium , tussis, peripneumonia notha ,
excretio per sputa , urinas , alvum copiosior , aquosi
laticis in cellulosa et cavitatibus restagnatio len-
tor , corruptio acris , prægravati corporis torpor ,
febris , rhumatismus , cachexia.*

*Sensuum aciem obtundi , languere motum ani-
malem , genus nervosum infirmari , vim vitalem
minui , undè omnium functionum inertia.*

*Calor contra magnus si accesserit , summam
induci solidis laxitatum , aperiri poros , attrahi
humores , attenuari , in alienâ vasculâ admitti quâ
datâ portâ erumpere , aut et retentos celerrimè ad
putredinem disponi , undè , habitus externi disten-
sio , (1) sudatio enormis , interiorum virium ina-
nitio , lapsus , morbi putridi , contagiosi pestilentes.*

Et à la page 99 :

*Sequitur abusum aquosorum internum et exter-
num , vitam desidem in aere humido , solidorum
debilitatem , torporem evaccuationes nimias produ-*

---

(1) Les Phasiens d'*Hppocrate*.

cere;

(49)

*cære ; hinc circuitús vitalis languorem , caloris na-
tivi defectum , omniumque functionum lentorem.*

A l'autorité de *Gaubius* , nous joindrons celle
d'*Arbuthnot* (1) qui n'est pas d'un moindre poids.

« L'air chaud et humide , dit-il , produisant,
» le relâchement et diminuant par conséquent
» les forces trusives des solides , doit occasion-
» ner la stagnation et la putrefaction des hu-
» meurs avec toutes les maladies qui dépendent
» de la fibre lâche. *Hyppocrate* a observé que
» ces maladies succèdent toujours à la constitu-
» tion humide de l'athmosphère accompagnée des
» vents chauds du midi.

*Patet sedulá sitiis examinatione numerum ægro-
rum esse in eâdem proportione cum humiditate
sitiis aerisque, quò magis appropinquabant milites
silvam ducis , eò magis , sæviebat morbus. Una
pars nostræ turmæ ab alterá distabat tria millia
passuum : ea quæ propè paludem sita erat , multò
majorem ægrorum numerum habuit quàm ea quæ
à paludibus distabat. Sed ut extrà dubium pona-
tur hæc quæstio , tabulam exactam humiditatis ,
siccitatisque aeris semper servabam , hygrometro
ad hoc opus facto , numerus ægrorum exactè hu-
miditati aeris respondebat. Aere valdè humido , per
dies octo existente , multi quotidiè in hunc morbum incidebant ; decem sequentes dies sicciores , numerus correptorum quotidiè diminuebatur* (2).

---

(1) Essai sur les effets de l'air, p. 15.
(2) *Thesaurus medicus edinensis* , tom. 1. p. 453.

Voilà une opinion bien prononcée en faveur de l'humidité de l'air. *Pringle*, malgré ses expériences et ses recherches sur les substances septiques et anti-septiques, ne laisse pas d'attribuer les fièvres intermittentes et rémittentes à l'humidité de l'air jointe à la chaleur, soit en relâchant la fibre animale, soit en arrêtant l'insensible transpiration (1).

Lind est encore un des auteurs qui a le mieux saisi la théorie de ces maladies.

« On observe, dit il (2), outre cela, que ceux
» qui sont continuellement exposés à l'air hu-
» mide absorbent une grande quantité de l'air
» qui les environne ; ces humeurs retenues dans
» le corps par la suppression de la transpiration,
» et celles qui sont absorbées, deviennent plus
» acres de plus en plus, et enfin se putréfient.
» On sait que toutes les substances animales ten-
» dent naturellement à la corruption dans un air
» trop humide ».

Enfin, il n'est aucune page de son chapitre sur la Théorie du scorbut, où ce savant Médecin ne parle du relâchement des solides, et de la diathèse molle et vapide des humeurs comme cause éloignée, soit du scorbut, soit des fièvres qui règnent dans les pays marécageux.

A l'autorité de *Lind*, nous joindrons celle de *Frédéric Hoffman*, rapportée par *Lancisi* (3),

---

(1) Maladies des Armées, 3e. édit. tom. 1. p. 154.
(2) Traité du scorbut, tom. 1. pag. 393.
(3) *De noxiis palud. effluv.* p. 33.

qui paraît l'adopter à la page 61. On ne peut rien ajouter à ce passage : il éclaircit de la manière la plus lumineuse, la théorie de ces maladies.

Causa horum morborum jurè meritòque transfundenda est in athmospheram propter palustria effluvia ignavam, languidam, elatere destitutam quæ non inservit spirituascentiæ seu expansioni sanguinis et humorum intimæ, sed fibrarum tonum relaxat, eas flaccidas reddit, undè progressio et circulatio sanguinis debilitatur ; ubi verò tardior sanguinis progressio, ibi secretiones et excretiones etiam retardantur ; ubi sanguis, crassus, viscidus, et minùs subtilis fit, et indè multi impuri humores in corpore accumulantur et ad prædictos morbos, maximè omnium verò ad putredinem disponunt. Quòd si verò excretiones tardæ fiant, invalidè etiam et languidè per tubulos procedit sanguinis fluor, excrementa remanent et multuâ in se actione intestinum putredinosum motum, totam crasim humorum dissolventem producunt, undè etiam omnes graves epidemici morbi maligni, contagiosi, et pestilentes.

Nous ne pouvons nous résoudre à quitter *Lancisi*, sans citer un autre de ses passages sur la théorie des maladies qui fixent notre attention.

Ecoutons ce grand Médecin de Rome, qui a si bien écrit sur cette matière (1).

È contrario palustris aer, cum crassus, mi-

---

(1) Page 45. tom. 1.

D 2

nus mobilis minùsque elasticus , imò, quod pejus est , impuro sulphure acribusque salibus sit inqui• natus ; naturales certè functiones alterabit, liquidisque nostris admixtus, eorumdem crasim, motusque vitiabit, fibrarum quoque inductâ laxitate.

« Tout ce qui tend au relâchement, dit *Prin-* » *gle* (1), dispose à la putréfaction : c'est le » sentiment de *Baglivi* (2) ; c'est celui de *Vans-* » *vieten* (3) ; c'est celui de *Boerrhave* (4) ; c'est » celui de tous les Médecins qui ont écrit d'a- » près les lumières de l'observation.

Dans un chapitre consacré à l'examen des causes des fièvres rémittentes et intermittentes des Camps des Pays-Bas et marécageux, *Pringle* (5) s'exprime de la manière qui suit :

« Il paraît que la chaleur et l'humidité de » l'air sont la principale cause éloignée et ex- » terne de ces fièvres. Cette cause prévaut à » proportion de la chaleur et de la quantité de » vapeurs dont l'air est chargé dans les séche- » resses de l'été. ... Mais si dans le temps de » la grande chaleur, l'air reçoit non-seulement » les particules aqueuses, mais encore les éma- » nations putrides des terreins marécageux, ou » d'un grand amas d'eau corrompue, la cause » éloignée et externe de la maladie sera aggra-

______

(1) Maladies des Armées, p. 327.
(2) *De fibrâ motrice, lib. posth. cap.* 17. *p.* 394.
(3) *De fibrâ debili et laxâ.*
(4) *Aphoris.* 69 *et* 61.
(5) Maladies des Armées, tom. 1. p. 335.

» vée, ces maladies seront plus nombreuses et
» accompagnées de symptômes plus allarmans.

» Le relâchement des fibres, ajoute *Pringle*,
» et la grande disposition des humeurs à se pu-
» tréfier, qui sont une suite de cet état de l'ath-
» mosphère, peuvent se considérer comme la
» cause interne et prédisposante de ces fièvres;
» car un air chaud et humide relâche les soli-
» des, dissout le sang, et met obstacle à la trans-
» piration.

D'où vient donc que l'auteur des nouvelles
instructives, au lieu de tordre et de plier à
son gré le sentiment de *Pringle* et de *Lind*,
ne rapporte pas de pareilles citations?

On voit encore qu'en attribuant la cause externe et éloignée des maladies dont il s'agit à
l'humidité de l'air, je ne fais que suivre l'opinion des plus grands Médecins; opinion qui est
la seule admissible, et la seule qu'adopteront
les Médecins qui recueilliront leurs observations
sur les bords même des Marais; ils repousse-
ront avec mépris les miasmes, qui nous rame-
neraient rapidement aux causes occultes qui enta-
chèrent certain âge déjà bien éloigné de la science
que nous cultivons.

« Rien de surprenant donc, dit *Grant* (1), si
» la fièvre d'accès est endémique dans tout pays
» plat, marécageux, que le climat soit chaud ou
» froid. On sait néanmoins, par expérience, que

____

(1) Recherches sur les fièvres, tom. 1, p. 55.

» les fièvres d'accès des pays chauds sont plus
» dangereuses et plus opiniâtres, parce que les
» exalaisons sont les plus putrides et les fibres
» plus relâchées. Une moisson pluvieuse, ajou-
» te-t-il, est toujours suivie d'une constitution
» fiévreuse.

» Or, la constitution du corps, dit-il encore
» (1), qui peut rendre le sujet susceptible de
» prendre une fièvre d'accès, résulte du relâ-
» chement et de la faiblesse des facultés qui ser-
» vent à la digestion, soit que ces défauts soient
» naturels ou accidentels. Car, par-là le sujet
» amasse des crudités dans les premières et se-
» condes voies, les gros vaisseaux sont gorgés,
» le corps se gonfle, grossit, et devient comme
» inactif.

» L'humidité, dit R. lui même, (et on aura
» de la peine à le croire) jette les fibres dans
» le relâchement, et cause l'amas et la stagna-
» tion des humeurs (2).

» Une athmosphère chaude et humide, dit le
» savant *Raulin* (3), relâche et affaiblit les so-
» lides par son excès et sa durée ; elle dissout
» les liquides en les corrompant : ils tendent
» tous à la putréfaction lorsqu'elle a lieu. Dans
» cet état des liquides, on est faible, pesant,
» abattu, comme si l'on succombait sous le poids
» d'un fardeau.

(1) *Ibid.* tom. 1. p. 52.
(2) Météorologie appliquée à la Méd.
(3) Traité des fleurs blanches, tom. 2. p. 21.

» *Hyppocrate* attribue la peste d'Abbaton aux
» pluies extraordinaires et aux vents du midi, dit
» le Rédacteur du Journal de Medecine (1), et
» l'Histoire a confirmé cette opinion, que tout
» ce qui peut concourir à répandre une trop
» grande humidité dans l'athmosphère, fait naî-
» tre des maladies malignes, ou pestilentielles.
» Sous *Maurice* et sous *Charlemagne*, les pluies
» firent éclore la peste qui ravagea leurs Etats.
» Les eaux du Tibre, qui se sont débordées
» sous *Frédéric II*, produisirent le même effet.
» Rome a de même été impraticable sous le
» pontificat d'*Innocent III*. »

Erudité non minùs quàm diligenter Fred. Hoff-
manus *collegit*, dit Lancisi (2), *Scriptorum tes-
timonia quibus, apud Ægyptios, Græcos et Ger-
manos, à sicco solo aerem salubrem, à palustri
verò et cænoso inclementem, imò etiam et pestilen-
tem extitisse demonstrat. Cui sanè præluxisse vi-
sus est magnus* Hyppocrates *ubi scripsit ex anni constitutionibus, in universum siccitates imbribus esse salubriores et minùs mortiferas.*

Voilà des autorités bien respectables sans doute.
« Quelle est la constitution de l'air qui favorise
» davantage les fièvres rémittentes, dit *Voullo-*
» *ne* (3), la constitution chaude et humide ?

---

(1) Tom. 64. p. 401.
(2) *De noxiis pal. effluv.* p. 8.
(3) Mémoire couronné par l'Académie de Dijon,
p. 76.

D 4

» quels sont les lieux où elles sont endémiques ?
:» les lieux bas et marécageux. »

Oui, tous les Auteurs qui ont écrit sur cette matière, au flambeau de l'expérience, ont reconnu pour cause externe et éloignée de ces maladies, l'humidité athmosphérique, et ce n'est que depuis quatre jours que quelques Médecins ont trouvé plus facile de les attribuer aux miasmes qui s'élèvent des eaux stagnantes ; systéme absurde dont le temps fera justice, et qu'il réléguera dans la classe de tant d'autres erreurs qui ont joui d'un crédit éphémère et momentané.

» C'est donc en physique un Principe certain,
» dit *Huguenin* (1), que l'air voisin des Etangs
» est un air humide. Or, c'est en médecine un
» principe également certain, que l'air humide
» ralentit le mouvement des humeurs. La raison
» en est, qu'étant moins élastique, il agit sur
» nous avec moins de force et moins d'efficacité.
» De-là cette conséquence, que l'air humide
» engourdit les parties sensibles au lieu de les
» animer ; que bien-loin de rafraichir le corps
» humain, en pompant et en dissipant les hu-
» meurs qu'il exhale par la transpiration, il l'ap-
» pesantit, l'humecte, le relâche, l'amollit, et
» fixe en lui le germe d'une putridité qui n'at-
» tendra que le moment de se développer pour
» agir en cause destructive. »

---

(1) Mémoire sur les Etangs, couronné par l'Académie de Lyon. Le C.ᵉⁿ. *Huguenin* est un homme de loi.

» Egalement dangereuses sous le règne du froid
» comme dans la durée des chaleurs excessives,
» ces deux causes meurtrières produisent ralen-
» tissement dans la circulation générale des hu-
» meurs, langueur dans la coction et nutrition,
» pesanteur et boursouflure, diminution de la
» chaleur naturelle, de la transpiration insensi-
» ble, générale, et sur-tout de la pulmonaire,
» engorgement et surcharge dans les poumons. »

Nous avons suffisamment prouvé que l'opinion qui attribue à l'humidité de l'air les maladies endémiques dans les contrées palustres, était celle de tous les grands Médecins qui ont écrit sur cette matière, d'après l'expérience ; nous ajoutons que c'est encore l'opinion de la plupart des membres de la Société de Médecine qui, en couronnant notre Ouvrage, ont pensé que nous attribuions trop à l'humidité athmosphérique : quelle contradiction !

« Une observation qui émane de la précéden-
» te, dit *Villar* (1), c'est que la tension, le
» spasme, la vivacité des couleurs, les maladies
» d'érétisme, de crispation, d'irritation des soli-
» des, sont aussi communes dans le Champsaur
» que les obstructions, les décolorations,
» le relâchement, les ictères, les œdématies
» sont fréquentes dans les pays fiévreux : il n'est
» peut-être pas de fièvre, ni d'affection inter-

----

(1) Topograph. Méd. du Champsaur, dans les Mémoires de la Société Royale, tom. 2.

» mittente, quelconque, qui ne suppose un relâ-
» chement dans les premières voies : de-là l'in-
» dication sûre et les bons effets des toniques,
» qui sont tous plus ou moins fébrifuges. »

Nous pouvons affirmer que ce n'est pas seulement le sentiment de quelques membres isolés
et de quelques correspondans de cette Académie, mais que c'est encore celle de la Société
Royale même ; car les éloges insérés dans ses
Mémoires doivent être considérés comme lui ap-
partenans et formant son opinion. Voici comment elle s'exprime dans l'éloge de *Pringle* (1) :

« Dans les pays marécageux, tels qu'une par-
» tie de la Flandre et de la Zélande, les cha-
» leurs excessives élèvent beaucoup de vapeurs
» dans l'athmosphère, et y entretiennent une
» humidité presque continuelle. Les fièvres ré-
» mittentes et intermittentes, les colera-morbus,
» la dyssenterie, *sont les effets de cette consti-*
» *tution*, dans laquelle *les fibres sont relâchées*,
» tandis qu'un principe pourrissant se répand de
» toutes parts. »

Enfin nous empruntons les propres expressions
de *Wic-d'Azir* et de *Jean-Roi* (2) :

« C'est une vérité bien reconnue que l'*humi-*
» *dité* de l'air dispose aux fièvres intermittentes,
» et que la chaleur, jointe à cette humidité,
» rend souvent ces fièvres putrides et pétéchia-

---

(1) Mém. de la Soc. Roy., tom. 4. p. 144.
(2) *Ibid.* tom. 1. p. 224.

(59)

» les. La Hollande, la Flandre-maritime et Au-
» trichienne, la Hongrie, et plusieurs cantons
» de l'Italie en Europe, plusieurs provinces de
» la Caroline et de la Virginie en Amérique,
» Alexandrie et le Caire en Afrique, fournis-
» sent des preuves en faveur de cette assertion.
» *Bartholin* à Copenhague, *Huxam* à Plimouth,
» *Hoffman* en Allemagne et en Prusse, ont fait
» la même observation. »

Voilà la Société de Médecine elle-même qui attribue ces maladies à l'humidité athmosphéri-que des contrées marécageuses ; et dans le Pro-gramme de l'adjudication de ses prix, elle dit que nous avons trop attribué à l'humidité de l'air. Comment expliquer cette contradiction ? c'est qu'elle voyait poindre les miasmes sur l'horison médical.

« Les Phasiens, dit *Hyppocrate*, cité par *Ar-*
» *buthnot* (1), sont, à raison de l'excessive hu-
» midité de l'air, grands, mous, bouffis, pâles :
» il ne saurait y avoir de meilleure physique que
» celle-ci ; car ces effets procèdent des fibres lâ-
» ches, et ces dernières, de l'excessive humi-
» dité.

» Les Garçons des bains, et les Ouvriers qui
» travaillent dans les vapeurs, sont communé-
» ment bouffis (2).

____

(1) Essai sur les effets de l'air, p. 157.
(2) *Ramazioni de morbis artificum.* Raymond, Traité des bains, p. 20.

» Une seconde cause de l'humidité , à la vé-
» rité moins remarquable , dit ingénieusement
» *Pringle* (1) , vient de l'eau qui séjourne sous
» terre ; on la rencontre en effet si près de sa
» surface, qu'il est rare d'y voir des fossés secs;
» et le sol de la terre étant humide, l'humidité
» transpire aisément, et charge en été l'air de
» vapeurs dans les endroits même où l'eau n'est
» pas visible. Tel est l'état de la plus grande
» partie du Brabant Hollandais, dont les habi-
» tans sont plus ou moins sujets aux fièvres in-
» termittentes, à proportion du plus ou moins
» de distance de cette eau à la surface de la
» terre. De sorte que, par l'inspection seule des
» puits, on peut déterminer le degré de salu-
» brité de plusieurs Villages.

» Mais les maladies épidémiques, ajoute ce
» savant Médecin Anglais, commencent plutôt
» ou plus tard, sont d'une durée plus ou moins
» longue, et accompagnées de symptômes plus
» ou moins effrayans, suivant les différens dé-
» grés de la chaleur et de l'humidité de la sai-
» son. »

Nous renvoyons nos lecteurs à l'Ouvrage même
de *Pringle*. Il faudrait le transcrire en entier :
il admet constamment cette opinion sur la théorie des causes éloignées des maladies dont nous
nous occupons.

Nous persistons, donc, à regarder comme cau-

____

(1) *Pringle*, tom. 1. p. 27.

ses éloignées des maladies endémiques dans les pays marécageux , l'humidité de l'air jointe à la chaleur.

Mais ces causes ne sont pas les seules ; une observation bien importante relative à ces causes , a échappé à un grand nombre de Médecins qui ont écrit sur cette matière : d'autres les ont faites pressentir. Je veux parler de la nature et de la qualité des alimens , soit solides , soit liquides , dont se nourrissent les habitans de ces malheureuses contrées.

L'eau qu'ils boivent est insipide , fade , vicieuse ; elle est fournie par l'Etang voisin. Car tout comme dans les Villes bâties sur le bord de la mer , la plupart des puits offrent une eau saumâtre , qui est un mélange d'eau douce et d'eau de mer ; de même tous les puits situés dans le voisinage de l'Etang , communiquent avec lui. C'est une vérité incontestable. *Pringle* (1) avait fait cette observation judicieuse :

« On doit ajouter aux causes des fièvres des
» pays plats et marécageux, l'eau mal-saine qu'on
» y boit communément. Cette eau vient de la
» pluie , et se conserve dans des citernes , ou
» bien on la tire des puits qui n'ont point de
» profondeur.

» Et à la page 27 : une seconde cause de
» l'humidité, vient de l'eau qui séjourne sous
» terre : on la rencontre en effet si près de sa
» surface, qu'il est rare d'y voir des fossés secs.

____

(1) Maladies des Armées , tom. 1. p. 30.

„ On lit dans *Hyppocrate* (1) , que les eaux
„ croupissantes de certains puits, produisent un
„ mauvais effet sur la rate , sur le ventricule.
„ *Mead* blâme les brasseurs de Londres de se
„ servir d'eau croupissante pour faire la bière.

„ *Sennest* a vu des femmes contracter des fleurs-
„ blanches , par l'usage de certaines eaux miné-
„ rales (2).

„ Il est des eaux , dit encore *Raulin* (3) , pro-
„ pres à favoriser des congélations , des obstruc-
„ tions ; telles sont celles de Vienne en Autri-
„ che : deux jeunes dames contractèrent des
„ fleurs-blanches , par leur usage. „

Chacun sait que l'eau de la Seine a une vertu
émolliente et laxative : tous les étrangers en
éprouvent les effets en arrivant à Paris. Les eaux
du Rhône et de la Durance ont les mêmes qualités.

„ Les eaux des différentes rivières prennent
„ leurs qualités des pluies , des montagnes , des
„ vallons , des ruisseaux qui les fournissent , et
„ des terreins par lesquels elles coulent. On ne
„ saurait déterminer précisément leur nature ,
„ parce que les causes de leur différence dépen-
„ dent de trop de variations (4).

„ Les eaux du Pô, ajoute le même auteur (5),

---

(1) *Raulin* , Traité des fl. blanches , tom. I. p. 177.
(2) *Ibib.* p. 178.
(3) *Ibid.*
(4) *Ibid.* p. 179.
(5) *Ibid.* p. 181.

(53)

„ je l'ai déjà observé, n'ont point la même qua-
„ lité ; elles sont viciées par les neiges des Al-
„ pes, et par le mélange de celles de plusieurs
„ lacs.

„ Les eaux des Etangs, des Marais, des Mar-
„ nes, ajoute ce grand Médecin (1), et toutes
„ celles qui croupissent, sont les plus pesantes,
„ et par conséquent celles qui sont le plus char-
„ gées de parties hétérogènes. Ces corpuscules
„ sont fournis par les vapeurs et les exhalaisons
„ de la vase et du limon, par les émanations
„ des plantes, des poissons et des insectes pour-
„ ris, et par une infinité d'immondices, selon
„ les lieux où elles sont situées. Lorsqu'on a fait
„ évaporer à un feu doux des eaux d'Etangs ou
„ de Marais, elles ont déposé plusieurs vers,
„ plusieurs insectes, et d'autres animaux, avec
„ beaucoup de matière terreuse-jaunâtre, tenant
„ de la nature de la chaux ; des eaux surchar-
„ gées de substances qui leur sont étrangères,
„ d'émanations, de vapeurs, d'exhalaisons de la
„ terre, des mines, de la vase, des plantes,
„ des poissons, des insectes pourris, et d'autres
„ matières dont l'air est toujours plus ou moins
„ infecté selon les différens climats, les diffé-
„ rens pays, les différens lieux où elles coulent,
„ s'arrêtent ou croupissent, ne peuvent, lors-
„ qu'on s'en sert pour boisson ordinaire, que
„ faire participer à leurs qualités la masse des

____

(1) *Raulin.*

,, liquides avec laquelle elles communiquent. C'est
,, la mauvaise qualité des eaux qui produit des
,, maladies aiguës. ,,

Indépendamment de la nature vicieuse des
eaux qui servent de boisson aux habitans des
contrées avoisinées d'eaux stagnantes, tous les
alimens, tous les végétaux que la terre y produit, ont une qualité vapide, aqueuse et propre
à ajouter à la detente et à la laxité de la fibre
animale, causée par l'humidité et la chaleur de
l'athmosphère. *Hyppocrate* avait fait cette observation judicieuse et importante sur les fruits qui
croissent dans le pays marécageux habité par les
Phasiens, qu'il nous a représentés comme grands,
décolorés, efféminés et bouffis. *Fructusque om-*
nes, dit-il (1), *quæ illic nascuntur nullum incre-*
mentum accipiunt, effæminitati sunt et præ aqua-
rum copiá imperfecti.

Et dans un autre endroit (2) : *Anatis verò*
carnes et reliquarum avium quæ in paludibus aut
aquis degunt omnes humidæ sunt.

On sait que le vin qui est fourni par des côteaux pierreux, secs et brûlés par le soleil, est
plus pétillant, plus fumeux, et contient plus
d'esprits ardens que celui qui croît dans des plaines humides, dans des lieux bas et marécageux.
Ce dernier vin est fade, et n'a pas de piquant.
Il en est de même de tous les alimens fournis

----

(1) *De aeribus, locis et aquis.*
(2) *De sanorum victus ratione*, tom. 4, p. 43.

à

(65)

à l'homme par les contrées voisines d'eaux stagnantes. Tous les légumes, les plantes céréales
même, contractent, par cette fatale proximité,
une qualité vapide, inerte, bien propre à ajouter à la détente de la fibre et au défaut de la
cohérence dans les humeurs, provoquée et occasionnée par l'humidité et la chaleur athmosphérique. *Lancisi* et *Huguenin* sont, je crois, les
seuls auteurs qui aient fait, après *Hyppocrate*,
cette observation importante et juste :

« Après avoir pâturé trois ou quatre heures au-
» tour d'un Etang, dit *Huguenin* (1), qui n'est
» cependant pas Médecin, le bétail ne boit pas,
» parce que les herbes dont il s'est repu four-
» nissent, par l'abondance des parties humides
» dont elles étaient enivrées, un dépôt aqueux
» dans l'estomac, qui éloigne la soif et le be-
» soin de boire ; de-là les digestions imparfaites,
» l'irritation et les enflures. »

Voyez ce que *Huguenin* dit encore des brouillards qui imbibent l'épi du froment et des autres grains, au moment de leur floraison, p. 38.

On voit, par les réflexions dont nous venons
de présenter le détail, que l'humidité et la chaleur de l'athmosphère, la qualité vapide, inerte
et relâchante des alimens solides et fluides, la
laxité et la détente de la fibre, la diathèse séreuse et lâche des humeurs qui en sont les suites

____

(1) Mémoire sur les Etangs, couronné par l'Académie
de Lyon, p. 36.

E

nécessaires, constituent les seules et vraies causes prédisposantes et éloignées des maladies endémiques dans les pays palustres, sans qu'il soit
nécessaire de recourir, avec *Vanswieten* (1),
Strack (2) et *Baume* (3), aux miasmes fébriles
disséminés dans l'athmosphère. Pourquoi recourir
en effet à des causes occultes, lorsqu'on trouve si naturellement sous la main dans les causes
que nous venons d'assigner, dans la détente de
la fibre animale, dans l'inertie des forces trusives, dans la stagnation des humeurs, la lenteur
et le vice des secrétions et des excrétions, la
diminution de l'insensible transpiration introdui-
tes par elles dans l'économie animale, la première source de ces maladies.

Résumons tout ce qui a été dit dans ce trop
long article. Il paraît donc incontestable que l'humidité athmosphérique, jointe à la chaleur, les
qualités aqueuses et vapides des alimens solides
et fluides, sont les causes prédisposantes externes des maladies observées dans le voisinage des
eaux stagnantes. Que la détente de la fibre animale, la diathèse molle et séreuse des humeurs
qui en sont les suites naturelles et nécessaires,
en sont les causes prédisposantes et éloignées
internes. Passons à l'examen de leurs causes prochaines et immédiates.

---

(1) *Comment. in aph. Boerrh. de febribus intermittentibus.*
(2) *Observat. Med. de febr. intermitt.*
(3) Journal de Médecine.

DES CAUSES PROCHAINES
ET IMMÉDIATES.

C'est dans le ressort et l'élasticité des solides; c'est dans leur heureux concours avec la masse des liquides, soumis à leur action, que consiste la force de la vie : elle est la ressource de la nature. On n'est malade que lorsqu'elle a été altérée ou surprise ; on n'est en danger que lorsqu'elle diminue ; on ne guérit que lorsqu'elle se rétablit; l'on ne meurt que lorsqu'elle succombe.

Examinons quels sont les effets de l'humidité et de la chaleur athmosphériques, et de la détente de la fibre animale, qui en est la suite nécessaire, sur cette force des solides, sur son heureux concours avec les humeurs qui constituent le principe et le soutien de notre existence physique.

Tant que la cohérence des fibres des solides entr'elles, que la pression et l'élasticité des vaisseaux sur les liquides, la résistance et la réaction des humeurs sur les solides, sont constantes et dans un juste équilibre, les uns et les autres restent dans l'ordre de la nature, suivent sans obstacle les lois mécaniques du mouvement et de la circulation. Toutes les secrétions et les excrétions s'effectuent avec régularité ; la santé est parfaite.

Une action trop forte ou trop faible des solides sur les humeurs, augmente ou affaiblit leur densité, leur consistance, la cohésion de leurs molécules : une aggrégation trop serrée des fluides, ou la désunion de leurs principes constitutifs, produisent le même effet sur les solides. Les uns et les autres portent également, par leur altération, sur la puissance appellée par *Boerrhave* la force de la vie, et par *Barthés* le principe vital.

Les effets les plus naturels et les plus ordinaires de ce défaut de concours entre les solides et les fluides, lorsque les premiers pèchent par détente et laxité, et les seconds par une consistance séreuse et lâche, sont la stagnation de toutes les humeurs, la lenteur et le vice des excrétions et des secrétions.

Parmi les excrétions et les secrétions, les plus importantes à la vie, et dont la constance et la régularité sont altérées par cet état des solides et des liquides, et par le défaut de leur juste concours, on doit ranger sur-tout celles de la bile, des sucs gastriques et digestifs, et celle qui s'effectue dans les glandes cutanées.

Nous allons prouver, jusqu'à l'évidence, que les causes prochaines et immédiates des maladies endémiques dans le voisinage des eaux stagnantes, sont la diminution de l'insensible transpiration, la surabondance, la turgescence et la dégénérescence de la bile et des sucs digestifs (1).

---

(1) Et l'auteur des Nouvelles instructives, et par fois mensongères, de Médecine, apprendra dans ce chapitre comment le voisinage des eaux stagnantes surcharge l'es-

La bile, dans l'état de santé, est une humeur amère, huileuse, savonneuse, détersive, d'un jaune foncé ; elle sert à la digestion : elle perfectionne le chile, favorise la circulation du sang, facilite les mouvemens vermiculaires et péristaltique des fibres des intestins, et les évacuations dont ils sont les organes. Ces propriétés de la bile, l'ont faite regarder comme le baume du sang. Dès qu'elle prend un mauvais caractère, par le vice ou la lenteur de sa secrétion, elle devient un poison dangereux, une humeur hostile ; elle jette le désordre dans toute l'économie animale.

La bile contenue dans le sang, n'est pas la même que celle que l'on observe dans les viscères gastriques. C'est dans ces viscères, c'est dans le foie sur-tout, son organe secrétoire immédiat, qu'elle prend ses bonnes ou ses mauvaises qualités. Ce sont ces mêmes organes qui, par des précipitations et des irritations, (et dans le voisinage des eaux stagnantes, où la fibre est détendue et les humeurs trop noyées) par des engorgemens, des relâchemens, des lenteurs, des congestions, des épaississemens, changent le caractère de la bile, sa couleur, sa densité, sa consistance, au point d'en faire la cause multipliée d'une infinité de maladies graves, mortelles même. La couleur de la bile change par

---

tomac de tant de matières hétérogènes et bilieuses. C'est un fait qu'il a observé, et il ne peut expliquer sa cause.

degré, à mesure que ses principes constitutifs se dérangent et s'altèrent. *Hyppocrate*, et après lui tous les Médecins qui ont écrit d'après les lumières de l'expérience, ont observé qu'elle acquiert, en se corrompant, plusieurs nuances différentes de jaune, qu'elle prend même des couleurs étrangères : elle devient, en s'altérant, et par sa stagnation, verdâtre, érugineuse, semblable à du vert-bleu, comme le verd-de-gris, noire, grossière, poisseuse, fixe, d'un vert brun ; c'est celle que l'on appelle atrabile. Enfin elle acquiert et contracte, par ses différens degrés de dégénérescence, d'autres teintes et qualités intermédiaires, que nous ne détaillerons point, parce qu'elles ne sont que des nuances des précédentes ; mais il est bon de faire remarquer que plus cette humeur importante acquiert une teinte foncée et noire, et plus les maladies qui résultent de son altération sont fâcheuses et graves. C'est une réflexion d'*Hoffman*, qui a été adoptée par tous les Médecins observateurs.

Ses différens degrés de turgescence, d'effervescence et d'acrimonie, donnent lieu à des maladies plus ou moins phlogistiques. Si cette acrimonie est excessive, les affections qui en résulteront seront de la nature de celles proprement appellées bilieuses, dans lesquelles on observe que le principe vital est singulièrement exalté. Si elle est moindre, il en résultera de simples fièvres putrides, ou cette espéce de fièvre maligne dans laquelle on observe la prostration des forces, l'anéantissement du principe et des facultés vitales.

La bile, dans cet état de dégénérescence auquel la lenteur et le vice de l'organe secretoire la jette dans le voisinage des eaux stagnantes, par l'effet de la laxité contre-nature de la fibre, la lenteur de la circulation des humeurs, la diathèse vapide et inerte des fluides, devient la source des maladies qui fixent notre attention, et des indispositions qui les précedent constamment, et des symptômes qui annoncent leur prochaine invasion. Ce sont, comme nous l'avons dit plus haut, des nauzées, des inapétences, des anxiétés, des hoquets, des poids *circà præcordia*, le vomissement de matières amères et bilieuses, des rapports nidoreux, la teinte jaune et ictérique, soit de la conjonctive, soit de la peau, et encore des diarrhées, des flux dyssentériques ; et tous ces symptômes précurseurs se terminent par des fièvres intermittentes ou par quelqu'une des fièvres rémittentes endémiques, dans le voisinage des eaux stagnantes.

Ces maladies ne se montrent que pendant l'été, parce que cette saison est celle de l'altération de la bile dans toutes les contrées de l'un et l'autre hémisphère, parce que la détente de la fibre qui la sollicite, est plus remarquable dans la saison chaude, parce qu'enfin la chaleur athmosphérique provoque la turgescence et la dégénérescence des substances bilieuses et gastriques.

Les partisans des miasmes disséminés dans l'air et fournis par le limon des Marais, ont certaine-

ment la plus grande difficulté pour expliquer pourquoi ces maladies sont très-rares durant la saison
froide , quoique les miasmes existent dans l'air
athmosphérique autant dans cette saison que pendant l'été , qui est exclusivement celle de ces maladies. Notre opinion explique au contraire , de
la manière la plus lumineuse et la plus satisfaisante , leur périodicité estivale , en montrant,
d'après l'assentiment de tous les Médecins observateurs , et des plus savans pathologistes , que
dans cette saison la fibre est plus lâche , la diathèse des humeurs plus vapide et inerte ; que
ces maladies sont produites par la dégénérescence
et l'altération de la bile ; enfin , que la saison
chaude , a constamment été depuis *Hyppocrate*
jusqu'aujourd'hui , celle de la turgescence et des
vices de la bile et celle des maladies et de la
constitution bilieuses.

Parmi les secrétions importantes que les qualités humides de l'air marécageux , jointes à la
chaleur athmosphérique altèrent principalement ,
celles de la bile et des sucs gastriques et digestifs , jouent le premier rôle. Nous croyons l'avoir
suffisamment établi dans les paragraphes précédens. Le concours unanime des Médecins cliniques , l'ouverture des cadavres , l'effet constamment heureux des émétiques , enfin la quantité
presqu'étonnante de bile que les malades rejettent
après l'exhibition de ce remède , réalisent , motivent , nécessitent , commandent même , nous
osons le dire hardiment , l'admission de cette cause prochaine des maladies endémiques dans les

(73)

lieux palustres , c'est-à-dire , de la turgescence et altération de la bile et des sucs digestifs.

L'insensible transpiration , l'une des plus importantes excrétions , est encore altérée , et établit , par sa diminution , une autre cause prochaine des maladies dont nous nous occupons. Dans un Mémoire couronné par la Société Royale , et dont les lois académiques nous commandent de taire l'intitulation (1) , nous avons prouvé jusqu'à l'évidence , et pour ainsi dire , jusqu'à la certitude mathématique , que l'insensible transpiration délivre le corps humain de beaucoup de matières bilieuses et hétérogènes. C'est l'opinion de *Sanctorius* , de *Dodart* , de *Bianchi* (2) , et de tous les Médecins phisiologistes.

La constitution athmosphérique marécageuse , en faisant fléchir le ton et l'élasticité des solides , en détruisant leur force trusive , et en affaiblissant l'oscillation des vaisseaux , ralentit , diminue , supprime même cette insensible transpiration nécessaire à la manutention de l'équilibre , qui constitue la santé , et à l'expulsion des matières bilieuses et hétérogènes , dont la peau et les glandes cutanées sont les organes excrétoires. Ces matières bilieuses , retenues, deviennent une surcharge pour le corps animal ; elles refluent sur-

---

(1) Mémoire couronné , sur les rapports respectifs qui existent entre les maladies du foie et les affections cutanées.

(2) *Historia hepatica.* Voyez encore mon Mémoire couronné.

tout vers le foie et les viscères gastriques ; elles augmentent la quantité et les qualités vicieuses des sucs bilieux et digestifs , soit dans la masse du sang , soit dans les organes destinés à effectuer leur secrétion respective. Leur surabondance ajoute aux vices déjà trop sensiblement exprimés de cette secrétion importante. La plus grande partie des sucs bilieux ne pouvant être séparée dans le foie , ni évacuée par l'insensible transpiration, se répand dans la masse du sang qu'elle infecte et vicie. Aussi les Médecins qui ont exercé leur art dans des pays marécageux , déposent, d'un commun accord, qu'ils ont observé , chez la plupart de leurs malades , que l'habitude de leur corps devenait comme clorétique, la conjonctive jaune, et que leur peau présentait une légère teinte ictérique (1) , avant ou pendant l'invasion de la maladie. L'homme de l'art peut, dans ces circonstances, l'étouffer dans son berceau, lorsqu'il trouve des sujets raisonnables et dociles. Il ordonne une dose suffisante de tartre stibié qui , en provoquant le vomissement d'une grande quantité de matières bilieuses jaunes, et quelquefois d'un vert foncé, étouffe ces maladies dans leur naissance. *Thion de la Chaume* (2) avait fait la même observation. « Un » seul émétique donné à propos, dit-il, a sou-

----

(1)   *Torva occurrit* , dit Lancisi, p. 341 , *et plus quàm icterica ægrotantium facies.*

(2) Traduct. de l'Ouvrage de *Lind*, sur les maladies des Européens , en note , tom. 2. p. 141.

» vent triomphé de la maladie avant son inva-
» sion , en entraînant au dehors beaucoup de
» bile porracée et érugineuse. »

Les observations suivantes , en confirmant la
théorie que nous avons établie sur les causes prochaines de ces maladies , confirment encore la
nécessité et l'utilité de cette méthode prophylactique.

OBSERVATION Ire.

Les Citoyens Longis , Luxore , Milante , officiers ; Plane , Guerci , Jourdan , Estienne , gens
de force , se plaignaient depuis quelques jours
d'inappétence , de lassitudes , de nauzées , d'un
poids à la région gastrique , sur-tout après le repas , d'amertume à la bouche ; enfin une légère
teinte jaunâtre , soit de la peau , soit de la conjonctive , annonçait assez chez eux la prochaine
invasion de la maladie endémique. Nous étions
dans la saison chaude. L'émétique , donné sans
délai , en déterminant l'évacuation d'une quantité considérable de matières bilieuses jaunâtres ,
verdâtres même , qui surchargeaient les viscères
gastriques , et même toute la masse des humeurs ,
fit avorter ces maladies dans leur naissance (1).

----

(1) J'ai été durant trois ans Médecin de l'Armée d'I-
talie. Toutes les fois que j'ai vu dans les Hôpitaux des
malades rejetter spontanément , ou par l'effet de quelque médicament , la bile verte à grandes gorgées et à
pleine bouche , j'ai dit aux Officiers de Santé qui me
suivaient , ce Soldat est guéri , et je ne me suis jamais
trompé.

Nous pourrions, d'un autre côté, citer une infinité d'exemples de concessionnaires qui ayant négligé ou bravé ces symptômes précurseurs des maladies dont il s'agit, ont été les tristes victimes de leur insouciance. Nous nous contenterons de rapporter les deux observations suivantes :

OBSERVATION IIe.

Le Citoyen Blanc, Chancelier, homme fort, vigoureux, de la plus haute taille, âgé de 40 ans, avait demeuré plusieurs années à Tripoli-de-Syrie, pays marécageux et mal-sain ; il avait été attaqué plusieurs fois des maladies endémiques de ces contrées ; il avait eu le bonheur de s'en délivrer ; il se croyait conséquemment aclimaté dans le nouveau pays où il se trouvait ; il se moquait des précautions que prenaient quelques Officiers pour se garantir de ces maladies. « Je ne les crains » pas, disait-il fièrement ; qu'elles m'attaquent, » six grains d'émétique, une once d'excellent » quinquina par jour, m'en auront bientôt déli- » vré. » Après un séjour de trois ou quatre mois, Blanc, grand mangeur d'ailleurs, se plaint d'inappétence, d'amertume à la bouche, de nausées, d'un poids à la région de l'estomac après ses repas. A ces symptômes se joint enfin une légère teinte ictérique dans la conjonctive. Nous étions placés vis-à-vis l'un de l'autre à la table du Gouverneur. Citoyen Blanc, lui disais-je quelquefois, il est temps de recourir aux six grains d'émétique ; croyez-moi, Chancelier, ne négligez pas

ce secours qui vous a si bien réussi à Tripoli.
« Non, non, il n'est pas temps encore, me ré-
» pondait-il ; lorsque la fièvre m'aura saisi, je sau-
» rai bien la chasser ; je la crains moins que vous,
» moins qu'aucun Officier, parce que j'ai l'avan-
» tage d'être aclimaté. » Je ne reconnais pas encore chez vous les bons effets de cette habitude
de l'air, lui répondais-je, puisque vous voilà,
comme tant d'autres, à la veille d'être attaqué
des maladies du pays.

Peu de jours après, il fut pris d'un léger frisson avec douleur de tête et accablement. A ce
frisson, succéda une chaleur intense ; au lieu des
fièvres intermittentes qu'il attendait, il eut une
fièvre putride-maligne, à laquelle il succomba le
dix-neuvième jour. « Ah ! mon cher Docteur,
» me disait-il, dans les momens lucides que lui
» laissait une somnolénie pénible, accompagnée
» de délire ; non, je ne me suis jamais senti aussi
» malade à Tripoli : quel est mon regret de n'a-
» voir pas suivi vos sages conseils, qui ont été
» utiles à tant d'autres. » Sa peau avait acquis,
dans le déclin de la maladie, la plus forte teinte
ictérique. L'eau que donnait le vésicatoire, était
vraiment jaune, bilieuse, et teignait les linges.

OBSERVATION IIIᵉ.

Maurin, Interprête, d'une habitude de corps
courte et mal conformée, ayant aussi négligé nos
avis, motivés sur l'inappétence, la couleur ictérique de ses yeux, le sédiment de sa langue,

symptômes précurseurs qui se prolongèrent environ deux mois, fut attaqué d'une fièvre maligne soporeuse, à laquelle il succomba le troisième jour.

Nous parlerons plus bas de l'ouverture des cadavres.

Tous les gens de l'art qui ont exercé la Médecine dans des contrées marécageuses, et qui ont recueilli, pour ainsi dire, leurs observations sur les bords même des Marais et des Etangs, ont reconnu cette turgescence et cette dégénérescence des sucs bilieux et digestifs. Nous renvoyons nos Juges et nos Lecteurs aux Ouvrages immortels des *Valesius*, des *Torti*, des *Lancisi*, des *Baglivi*, des *Physes*, des *Vanswieten*, des *Strack*, et sur-tout à ceux de *Lind* (1), de *Pringle* et de *Colombier*. Les uns l'appellent *formes putridus*, (et de ce nombre sont *Strack* et *Vanswieten*); les autres *cacochilia primarum viarum sordes, saburra*; ceux-ci *materies biliosa*; ceux-là *Bilis ærugo*. *Boerrhave* en admettait une d'acide et l'autre d'alkali. La première donnait lieu, selon lui, aux maladies fébriles, dans lesquelles les facultés vitales sont affaiblies, et la réaction de la nature infiniment plus faible que la cause morbifique. La seconde produisait ces

____

(1) Le Docteur *Lind*, qui avait rendu de si grands services à l'humanité par ses immortels Ouvrages, a été puni de mort en Angleterre, en l'an 8, pour avoir manifesté des sentimens Républicains. Quelle cruauté!

fièvres ardentes qui n'offrent que spasmes, irritations, orgasme, phlogose, disposition inflammatoire, et dans le traitement desquelles le principe vital a besoin d'être modéré pour subjuguer la cause morbifique.

Lorsqu'on ne porte pas auprès de ses malades cet esprit de dissipation ou de système, qui est incompatible avec l'art de guérir, on voit cette plethore, cette surabondance, cette turgescence bilieuse, jouer le plus grand rôle dans ces sortes de maladies, et en établir les causes prochaines et immédiates. Un émétique donné à propos, avant leur invasion, les fait avorter à coup sûr, en évacuant ces matières bilieuses. Trois années d'exercice de notre art dans les Hôpitaux les plus considérables de l'Armée d'Italie, et entr'autres dans ceux de Toulon, de Nice et d'Oneille, ont confirmé notre opinion sur les causes prochaines que nous assignons à ces maladies ; et les Médecins qui, dans les Hospices situés dans les contrées palustres, s'attacheront, comme nous, à suivre de près les effets de l'émétique dans ces affections, observeront que plus les malades rejettent de ces matières bilieuses et verdâtres, et plus ils sont soulagés. En général les premières gorgées sont jaunes, celles qui suivent sont d'un jaune plus foncé, enfin les dernières sont verdâtres et quelquefois noires ; dans l'automne surtout, ces matières bilieuses offrent cette couleur noirâtre qui caractérise l'atrabile, dont les anciens avaient déjà reconnu l'existence et les effets délétères, dans un temps où l'art de guérir, couvert d'épais nuages, était encore dans son berceau ; mais plus la couleur de ces matières hostiles s'éloigne de la couleur citrine et approche de la noire, et plus elles ont contracté de dégénérescence, et un caractère pernicieux et délétère. Cette observation est sûre et infaillible.

Joignons quelques autorités à l'observation. Nous disons quelques autorités, car un volume suffirait à peine pour contenir celles que nous pourrions ramener à l'appui de notre opinion, sur la nature des causes prochaines et immédiates que nous assignons aux maladies endémiques dans les contrées marécageuses.

« Les urines ressemblaient à la teinture de
» safran, disent MM. *Vicq-d'Azir* et *Jean-Roi* (1).
» Les évacuations, soit par le haut, soit par le
» bas, étaient bilieuses. »

Si amarus humor aliquis, dit Hyppocrate (2), *quem bilem flavam nominare solemus effusus fuerit, quænam anxietates, æstus, impotentiæ tenent, quinam dolores et febres et quibus acres et æruginosi humores instant, quinam furores et viscerum lancinationes, animique abjectio oriuntur !*

On trouve encore à chaque page cette doctrine établie dans les Ouvrages du père de la Médecine ; on la retrouve dans ceux de *Galien*, qui avait si bien médité et approfondi ses immortelles productions.

––––––––––––

(1) Mémoires de la Société Royale, tom. 1. p. 216.
(2) *Lib. de Veteri-Medicina*, p. 149, édit. de *Haller*.

Ex his febris gignitur, dit l'oracle *de Cos* (1) ; *cum bilis aut pituita incaluerit.*

Febres à bile, dit-il ailleurs (2), *si bile vexetur homo, febris eum quotidiè prehendit ac dimittit ; detinet potissimùm meridie et os amarum est, et cum sine cibo fuerit, ad ipsum lædit, ubi verò comederit angitur, et paucis quibusdam cibis impletur, eos aversatur.*

Enfin le 7e. chapitre *de natura hominis* contient une ample exposition de cette théorie, sur les causes prochaines que nous avons établies, et sur les effets de la bile dans la procreation des fièvres. Comme il serait trop long de la transcrire, nous nous contenterons de l'indiquer.

Humor morbosus, dit *Gorter* (3), *subpinguis, saponaceus, acris, calefaciens, amarus, flavi coloris, biliosus dicitur. Hìc in corpore hærens producit fastidium, nauzeam, ructum nidorosum, linguam siccam, amaram, anxietatem, dissenteriam biliosam, diarrheam, horrorem, agrypniam, vel soporem aut delirium, cephalalgiam, surditatem, oculos nictitantes, tremorem, pulsum celerem aut frequentem, calorem mordacem, acrisiam.*

Mense Augusto, dit *Huxam* (4), *febres putridæ perlongæ, mesenteriæ forsan, plurimæ inter popellum atque nautas præcipuè, quædam verò valdè*

---

(1) *De morbo, lib.* 1. *cap.* X. tom. 3. p. 27.
(2) *Idem de morbo, lib.* 2. tom. 3. p. 62.
(3) *Systh. praxeos med. sec.* 130.
(4) *Observat. de aere et morb. epid.* tom. 2. p. 72.

F

phreneticæ ; hæ autem multò citiùs jugulant. His tumidus est plerumque venter et adstrictus, ex retentâ in visceribus colluvie. Mirum est utiquè quàm multum atræ-bilis ejicitur sæpè.

Lancisi, dont l'autorité est d'un si grand poids dans cette matière, s'exprime ainsi (1) :

Tunc quidem quùm turgens pravorum humorum colluvies occurrat (in primis viis) rarò autem non occurrit.

Hoffman dit quelque chose de plus positif (2).

Inter morbos ex bile perversâ et in sanguinem traductâ præcipuè febres, et quidem sic dictæ biliosæ recenseri merentur et quamvis istæ febres bilem generent, nullum tamen est dubium quin à bile perversâ oriantur : consentientem hác in re habemus Hyppocratem. Primò enim dubitari non potest, et ascensum apud antiquitatem invenimus, febrium plurimarum præsertim intermittentium, ardentium, et sic dictarum clorecicarum propriam sedem et originem habere in primá corporis regione circà præcordia, intestina tenuia, jecoris cava, lienem, pancreas, omentum ut pote ; in his-ce locis, ordinariò sanguinis tardior est circuitus, generatio fit impuritatum et corrupti acres humores ex pancreate in intestina influunt et non modò pathemata ordinaria in hypocondriacis spasmodico-febrilia, sed et suprà dictas febres excitant etiam symptomata quæ has febres comitari solent plerumque dictá in regione incipiunt.

---

(1) *De noxiis paludum effluviis*, p. 278.
(2) *De bile medicâ et venenis*, sec. 27, p. 158.

Bernardin Ramazini, dans sa constitution épidémique de Modène (1) , s'explique ainsi :

Quod spectat ad causam internam quàm conjunctam appellant, hæc non nisi crassam et viscidam pituitam cui acidum fermentum hæret referenda est , vel stabulantem in stomacho uti placet et in utero vel ductus laterales pancreatis obstruentem ut statuit Silvius. Quæ materia in venas transfusa et partibus spirituosis sanguinis permixta febrilem effervescentiam excitat.

La plupart des Auteurs anciens avaient reconnu cette cause. *Bilem*, dit *Vanswieten* (2) , *tertianæ febris causam accusavit* Galenus. *In quotidianá febre pituitam , in quartaná atra-biliarium humorem, ejusque cloacam ut putabat lienem pro fomite habuit ; circà stomachum , duodenum et pancreas nidum intermittentium febrium post* Fernelium *posuit* Helmontius.

Grant , dans son Traité des fièvres intermittentes (3) , leur assigne pour cause les crudités et les congestions dans les premières voies, et certain épaississement du sang.

Il y en eut qui rendirent par en haut , dit *Lind* (4) , des torrens de bile ; mais tous en général avaient le visage jaune.

Voici l'opinion d'*Huxam* (5). « Il est certain ,

---

(1) Rapportée par *Sydenham* , p. 12.
(2) *Commentaria*, tom. 2. p. 484.
(3) Recherches sur les fièvres , tom. 1. p. 74.
(4) Maladies des Européens, tom. 1. p. 28.
(5) Traité des fièvres , p. 137.

» dit-il , que la bile prédomine à unpoint extraor-
» dinaire dans toutes les fièvres putrides , mali-
» gnes , etc. » Ecoutons *Strack* , un des plus
chauds partisans des miasmes.

Et quoniàm, dit-il (1) , *in istis interioribus corporis partibus fomes sæpè residet , mirùm nequa-
quam est quòd febris intermittens vomendo aut pur-
gando sæpè discutiatur. Nempè si sic ejus fomes
focusque eripitur.*

Ista autem vitia , dit-il encore plus bas (2) ,
*quæ corpus disponunt ad recipiendum miasma fe-
brile sunt vel in unâ tantùm corporis parte , vel
totis humoribus insunt , vel in infirmi ventris visceribus recumbunt , quæ inter præcipua sunt bilis,
pituita melancholia , quos quidem cardinales anti-
quorum medicorum humores , puto , quòd præcipi-
tes novarum scholarum asseclæ sine consideratione
eliminaverint.*

De bile , ajoute-t-il (3) , *medicorum practicorum
nemo dubitat posse ab eâdem si corrupta ea sit et
miasmati unitur febrim tertianam oriri.*

« La maladie, dit *Lind* (4) , est accompagnée
» d'évacuations bilieuses , de jaunisse ; et à la
» page qui suit il dit encore : dans toutes les
» maladies qui s'y déclarent, les matières con-

____

(1) Mémoire sur les fièvres, couronné par l'Académie
de Dijon , p. 17.
(2) *Ibid.* p. 19.
(3) *Ibid.* p. 20.
(4) Maladies de Européens, p. 2 et 3. tom. 1.

» tenues dans l'estomac et les intestins, doivent
» sur-tout fixer l'attention. »

Materies morbifica, dit *Lassone* le fils (1), *ut plurimum turgenscentiæ signa offert circà primas vias. Illa circà ventriculum turgere declarant præter linguæ spurcitiem, oris amaror, cibi fastidium, oris ventriculi morsus, lassitudo totius corporis, inquietudo, anxietas, vertigo, capitis gravitas.*

Nous ne trouvons rien de mieux écrit et de mieux pensé sur la cause prochaine des maladies qui font l'objet de ce Mémoire, que ce que l'on trouve dans le 67.º vol. p. 424 du Journal de Médecine. Après avoir examiné et discuté l'opinion des différens Auteurs sur ces causes prochaines, après avoir démontré l'erreur de *Cullen*, la futilité des miasmes, le rédacteur ajoute : " Nous
„ nous arrêterons seulement au sentiment le plus
„ universellement adopté par les anciens et par
„ les modernes, et qui consiste à reconnaître le
„ suc bilieux surabondant ou dépravé , comme
„ matière humorale, cause prochaine des fièvres
„ d'accès.

„ L'affection du foie est manifeste dans toutes
„ les périodes de cette maladie ; au commence-
„ ment, par la couleur du visage et de la peau,
„ par l'inapétence, par la couleur des matières
„ excrémentitielles qui sont souvent blanchâtres,
„ et par le regorgement bilieux dans l'estomac ;

---

(1) *Praxeos med. lib.* 17. p. 546.
(2) Thèse soutenue à Montpellier, p. 13.

,, pendant le progrès , par les évacuations bilieu-
,, ses , qui sont si souvent salutaires , par la cou-
,, leur des urines qui sont moins chargées de bile,
,, par la force des obstructions et la cessation des
,, anxiétés precordiales ; lors du déclin , par les
,, signes qui prouvent que la cachexie bilieuse est
,, détruite , et que la secrétion du foie se fait d'u-
,, ne manière convenable.

,, Dans presque toutes les ouvertures de cada-
,, vres , faites à la suite des fièvres intermitten-
,, tes , le foie a été trouvé affecté , etc. Enfin
,, la suite de ce Mémoire , qu'il serait trop long
,, de transcrire , mérite d'être lue et méditée at-
,, tentivement. ,,

Dans le Cours de notre pratique dans le voisinage des eaux stagnantes , nous ajoutons : et à
l'Armée d'Italie , nous n'avons jamais vu survenir
une fièvre et des maladies aiguës endémiques dans
les pays bas et humides , sans qu'elles aient été
annoncées et précédées par les signes que tous
les Médecins reconnaissent caracteriser la turgescence des matières bilieuses dans les premières
voies ; ces symptômes sont , comme l'a très-bien
observé *Lassone* le fils , dans le passage cité plus
haut , l'amertume de la bouche , l'inappetence ,
un poids *circà præcordia* , des lassitudes , des nausées , le sédiment de la langue.

Mais ces matières bilieuses , à la surabondance
et à la turgescence desquelles nous attribuons ,
avec fondement , la cause prochaine des maladies qui fixent notre attention , nous les avons
observées toutes les fois que nous avons ordonné

l'émétique ; nous les avons encore vues et reconnues dans les cadavres des-personnes qui ont été moissonnées par elles.

Dans le plus grand nombre, et sur-tout chez ceux à qui la violence des premiers symptômes et la brièveté de la maladie n'avaient pas permis de donner des évacuans, l'estomac, la vésicule du fiel, le foie même, quoique sain, le duodenum, les glandes mésentériques, étaient remplis et gorgés de ces matières bilieuses jaunâtres, et quelquefois vertes, noires même, et sur-tout dans les maladies de l'automne, la substance du foie et les pouls biliaires offraient également une surabondance de ces matières bilieuses. Le cadavre de Maurin nous présenta tous ces phénomènes, et sur-tout le cervelet et les adhérences jaunâtres et obstruées par une matière glaireuse de la même couleur.

Le Docteur *Arnoux*, Médecin de l'Armée d'Italie et de l'Hospice d'Oneille, fit ouvrir, dans sa Division, le cadavre d'un Infirmier, attaqué d'une maladie putride, et dont la peau, ainsi que la conjonctive, avaient acquis subitement, la veille de sa mort, la plus forte teinte ictérique. Nous devons trouver, me disait-il, quelqu'obstruction dans le canal choledoque, quelque pierre dans la vésicule du fiel, ou quelque phénomène semblable qui a fait rapidement refluer la bile dans la masse du sang. Nous pourrions aussi trouver, lui dis-je, l'estomac rempli de matières verdâtres et ærugineuses qui, par leur passage subit dans la masse des humeurs, ont teint toute l'habitude du corps, et causé la mort de cet homme ; mes idées furent vraies ; nous trouvâmes dans le ventricule environ une pinte d'une humeur qui ressemblait, par sa couleur, à de l'herbe pilée. Les gros intestins et le voisinage du foie avaient été colorés en vert par cette humeur dégénérée et hostile.

Tissot a fait la même observation sur le cadavre des personnes mortes de l'épidémie qui régna à Lausanne en 1755, et dont il nous **a** transmis l'histoire fidèle.

Pinguedo flava, dit-il (1), *et bile tincta in omni corporis habitu, bilem ubiquè effusam, et omne pingue corruptum docet. Jecur et splen sana, vesicula fellis redundante bile turgidá, mesenteriæ glandulæ tumidæ, flavo-rubentes, ventriculus distentus, in duas quàsi peras divisus, liquore nigricante plenus, intestina tympanitica non aperta fuerunt.*

Il ajoute : *Vesica tantùm biliaria insigniter turgebat, et insuper ventriculus eodem humore bilioso affluebat et in aliquibus intestina flavo colore tincta inventa fuere.*

Lancisi et *Guideti* avaient fait la même observation sur le cadavre des personnes mortes de ces fièvres. *Bilem cysticam non tantùm atratam*, disent ces Médecins (2), dont l'autorité est d'un si

---

(1) *Historia feb. Lauʒanensis*, p. 23 et suivantes.
(2) *Bianchi*, *hist. hep.* part. 3. p. 231., cité par *Tissot*, *hist. feb. Lauʒ.* p. 26.

grand poids , *sed ulterius instar picis interdùm con-*
cretam non rarò fœtidissimam , milleque aliis mo-
dis delinquentem.... Et hepar potissimùm subfusci
coloris.

Et potissimùm hepar, dit encore *Lancisi* (1) ,
subfusci ac bilis cystica atri coloris passim occur-
rerunt.

Enfin , que les gens de l'art qui exercent la
médecine dans les contrées palustres , fassent ouvrir les cadavres des personnes que ces maladies
enlèvent ; ces ouvertures , en les éclairant sur
les véritables causes prochaines de ces fièvres ,
feront justice des miasmes , et leur assigneront la
place qu'ils doivent occuper.

Un dernier argument , qui milite victorieuse-
ment en faveur de la cause prochaine que nous
assignons à ces maladies , c'est le concours unanime de tous les Médecins sur les heureux effets des émétiques et des purgatifs donnés dans
ces sortes de fièvres. Nous ne finirions pas si nous
voulions rapporter leur opinion. Nous nous contenterons d'indiquer plusieurs de ces Auteurs. *Sa-*
lius Diversus , Torti , Richa , Ludovicus Mercatus ,
Baillou , Willis , Silvius - Deleboe , Cartheuser ,
Lancisi, Werlof, Sydenham, Huxam , Bartholin,
Hoffman , Baglivi , Physes , Lind , Monro , Prin-
gle , Colombier , Daignan , Bertin , Vicq-d'Azir ,
Jean Roi , Chambon-de-Montaux , et même les
partisans des miasmes , *Vanswieten* et *Strack ;* en-

---

(1) *De noxiis pal. effl.* p. 161.

fin l'Auteur des Nouvelles instructives , et souvent mensongères, quoiqu'il ne conçoive pas comment l'air marécageux introduit tant d'hétérogénéités et de matières bilieuses dans les viscères gastriques , témoin du rôle que jouent ces matières hostiles et de leur abondance , conseille fortement les évacuans.

Résumant et récapitulant tout ce qui a été dit jusqu'ici dans les chapitres précédens , sur la théorie des maladies qui fixent notre attention , il suit : 1°. Que les causes éloignées de ces fièvres consistent dans l'humidité et la chaleur athmosphériques , et les causes prédisposantes et prochaines internes , dans la détente et la laxité de la fibre , la diathèse séreuse , vapide et inerte des humeurs , effets bien naturels de la constitution marécageuse de l'air.

2°. Que ces maladies ne se montrent que dans la saison chaude , parce que la chaleur vient ajouter d'un côté à la détente des solides un nouveau degré d'intensité , et de l'autre solliciter la dégénérescence des humeurs bilieuses. D'ailleurs cette saison , comme le savent tous les Médecins , est celle de la turgescence de la bile et des maladies bilieuses ; enfin c'est dans cette saison qu'*Hyppocrate*, guidé par les lumières de sa propre expérience , a placé la constitution bilieuse. Cette dernière réflexion doit ajouter un nouveau poids à notre opinion sur les causes prochaines que nous assignons à ces maladies.

Quoique cette théorie , simple et lumineuse , soit appuyée du sentiment des plus grands Mé-

decins, et sur-tout de ceux qui ont écrit au flambeau de l'observation, nous aurions pu encore l'é-
tayer d'un plus grand nombre d'autorités, si nous
n'avions craint que, malgré notre attention constante, pénible même, et notre désir d'être court,
ce Mémoire n'excédât les bornes d'un Ouvrage de
concours.

Puissent nos Juges excuser ce défaut, en en-
visageant que c'est ici un traité *ex - professo* sur
l'influence morbifique des effluves palustres, annoncé et promis depuis long-temps à la République de Médecine, que nous avons retouché et
considérablement abrégé pour ne lui laisser que
la longueur exigée par les lois et usages Académiques ; enfin, qu'il était essentiel d'apprendre
à certain Médecin de nos jours, qui s'est fait un
nom, en propageant des erreurs, ou en s'appro-
priant les découvertes des autres (1), comment

---

(1) « Peut-on attribuer, dit M. *R.*, dans son Précis
» de Médecine, et dans le 4ᵉ. vol., p. 215 de ses Nou-
» veles instructives, et souvent mensongères, cette sur-
» charge de l'estomac et des intestins aux Marais qui n'in-
» troduisent rien dans les organes. »

Ubi desinit physicus incipit medicus, a dit avec beaucoup
de justesse et de vérité, certain Auteur. On ne sera jamais qu'un faible Médecin, quand on n'aura pas fait une
étude préalable et suffisante des lois de la physique. Non,
la réunion d'un style sautillant et léger, aux notions les
plus superficielles, ne formeront jamais un bon Officier
de Santé. *Sic et medici famâ multi, re autem ac opere pau-
ci*, dit *Hyppocrate.*

De lege , p. 196. tom. 4.

les Marais et les Etangs introduisent tant de matières hétérogènes et bilieuses dans les viscères
gastriques.

CHAPITRE III.

*Des maladies endémiques, observées dans le
voisinage des eaux stagnantes.*

1°. Des maladies aiguës.

DE LA FIÈVRE INTERMITTENTE.

LEs maladies aiguës endémiques, dont le règne est le plus constant dans les lieux palustres,
sont des fièvres intermittentes, des rémittentes,
des continues putrides ou malignes. Il n'est aucune contrée avoisinée de Marais ou d'Etangs,
qui ne soit décimée de temps en temps par ces
cruelles maladies. Les campagnes de Rome, Tri-
poli-de Syrie, Cayenne, la plupart dés Provinces
de la Hollande, et sur-tout celle d'Over-Issel,
les bords du Tage, du Gange, de l'Orénoque,
des Amazones, du Nil, ceux de presque tous
les grands Fleuves, qui coulent dans l'ancien et
le nouveau Monde, et qui sont sujets à des débordemens, le Bengale, Madagascar, Batavia,

la plupart des établissemens Anglais dans les Indes Orientales, au rapport de l'infortuné *Lind* (1) ;
Alexandrie , suivant *Dapper* (2) ; Famagouste ,
d'après *Montanus* (3) ; Delphes , s'il faut en croire
Forestus (4) ; Stutgard, au rapport de *Lentilius* (5) ;
Charlotembourg et Diesbac , suivant *Hoffman*
(6) ; Rochefort, Brouage, Arles, Hières, l'Isle
de Corse, plusieurs Provinces de la Caroline et
de la Virginie, plusieurs Cantons de la Bresse
et du Périgord, Ville-Neuve-les-Avignon ; enfin
toutes les contrées de l'un et l'autre hémisphère,
où il existe des eaux douces stagnantes , éprouvent la funeste influence de cette cause morbifique que certain Auteur de nos jours s'obstine
à rejetter, avec une obstination qui démontre ce
que peut sur l'esprit humain , l'empire du pré-
jugé réuni à l'amour - propre , ou le desir de se
faire un nom , en protégeant et en propageant
des erreurs (7).

L'on a encore observé que dans tous les pays
où l'air est d'ailleurs très-salubre , toutes les fois
que des pluies constantes et insolites , ou des dé-

---

(1) Malad. des Européens , *passim.*
(2) Description de l'Afrique , *p.*
(3) *Observat. in épid. p.*
(4) Des fièvres et malad. épid. *p.*
(5) *Epist. ad* Lancis. *p.*
(6) *Opera* , p. 11. chap. IV.
(7) Voyez le Précis sur les maladies de Rochefort, et
les nouvelles instructives, et souvent mensongères , de
R. , exclusivement consacrées à louer ses propres productions.

bordemens accidentels ont produit des inondations, ces mêmes maladies se sont manifestées.
Cette observation étaye encore puissamment notre opinion sur les causes prédisposantes de ces
fièvres. On sait en effet que nous ne les attribuons qu'à l'humidité athmosphérique jointe à la
chaleur, et que nous repoussons avec mépris ces
certains miasmes palustres disséminés dans l'air,
dont *Vanswieten*, *Strack* et plusieurs autres Médecins se sont montrés les partisans irréfléchis (1).

Indépendamment de plusieurs pareilles maladies épidémiques, dont on trouve la description
très-circonstanciée dans *Sydenham* (2), et qui ne
furent qu'une suite de la constitution humide de
l'athmosphère; voici ce que dit encore *Menuret*
(3) à ce sujet :

« La même preuve se tire de ce qui arrive dans
» des Cantons, dans des Villes d'ailleurs très-sa-
» lubres, par le fait des inondations. Il est peu
» de Villes où l'on ne cite des maladies épidé-
» miques à la suite des débordemens. Grenoble
» en a été cette année un triste exemple; Ber-
» lin l'a été souvent, au rapport d'*Hoffman*, et

____

(1) De ce nombre est le savant Docteur Baume, si
souvent couronné par la ci-devant Société Royale de Médecine, et par plusieurs autres Académies.

(2) Et dans l'Ouvrage de Baume, qui a moins écrit
ce qu'il a observé sur ces fièvres, que ce qui a été observé par les autres.

(3) Essai sur l'action de l'air, p. 27.

» il remarque que ceux qui allaient à l'air libre
» le soir, en étaient plutôt attaqués. »

Il cite d'autres Villes où il n'y a jamais d'épidémie sans inondation précédente.

« L'épidémie, ajoute ce Médecin, produite par
» cette même cause, se répandit en 1712 dans
» toute la Manche, le Brandebourg et la Thu-
» ringe ; le débordement d'un bras du Nil, voit,
» suivant *Pekelin*, développer, chaque fois qu'il
» a lieu, à Seyde, des maladies pestilentielles.
» *Cholerus* a fait les mêmes observations sur les
» bords du Danube. *Ramazini* parle des fièvres
» de cette nature, qui succèdent à des inonda-
» tions et à des pluies considérables. »

Mais de toutes les maladies endémiques dans
les pays marécageux, la fièvre intermittente, ou
par accès, est sans contredit la plus commune
et la plus ordinaire ; nous avons même observé
que la plupart des autres maladies fébriles se con-
vertissent souvent en fièvres intermittentes, lorsqu'elles paraissent guéries et terminées. La fièvre
par accès est si familière dans le voisinage des
Marais, que la plus légère faute dans le régime,
la rosée du soir, ou du matin, des alimens ou
des boissons anti-phlogistiques, le bain, l'humidité des pieds, le froid, un verre d'eau, pris
lorsque le corps est échauffé, suffisent pour la
donner ou la faire reparaître.

Nous commençons par cette maladie, parce
qu'elle est la plus commune. Nous la rangeons
dans la classe des aiguës, parce qu'en effet, suivant l'opinion de *Voullone* et de *Strack*, et de

tous les Médecins , chaque accès peut être considéré comme une maladie aiguë particulière.

Nous ne nous appesantirons pas dans la description des symptômes qui caractérisent cette affection , que nous avons éprouvée si souvent durant notre séjour dans les concessions d'Afrique. Ils sont connus de tous les gens de l'art.

Mais nous ne devons pas taire que dans certaines fièvres intermittentes irrégulières , et dans cette espèce appellée pernicieuse , par *Torti* et par plusieurs autres Auteurs , nous avons observé de violentes coliques, tout le ventre ramassé comme un peloton et dur ; la poitrine comme gonflée, suivant l'expression des malades, qui étaient prêts de succomber à l'oppression et à la gêne de respiration , les yeux hagards , les mâchoires serrées , la face contournée , le craquement des jointures, les convulsions , le pouls intermittent et totalement effacé , toutes les extrémités froides comme du marbre ; nous avons vu le frisson se prolonger , et les malades tomber dans une syncope mortelle , et succomber dans la premiere période de la fièvre par accès.

Dans la seconde période , nous avons observé des urines sanguinolentes , déposant un sédiment blanc et quelquefois bilieux, et souvent semblable à la brique pilée. *Sydenham* avait fait la même observation sur les urines qui accompagnent la fièvre intermittente de la moisson : dans celles que tous les Auteurs s'accordent à appeller pernicieuses , obscures et irrégulières , nous avons vu les malades passer d'un état presque naturel , pendant

dant

dant la pyrexie, aux symptômes les plus insolites et les plus allarmans, durant l'accès subséquent, et une maladie d'un mauvais caractère se développer après le second ou le troisième accès.

Les principaux symptômes qui caractérisent les fièvres intermittentes pernicieuses et obscures, sont de fréquentes faiblesses qui les ont fait dénommer syncopales, des douleurs, l'accablement, des coliques, le délire, l'assoupissement (1), le ténesme, les convulsions, la léthargie, l'irrégularité de l'accès. La diarrhée, la dyssenterie même se compliquent quelquefois avec elles; elles en ont imposé durant plusieurs siècles aux Médecins, elles tromperont encore ceux qui ne seront pas attentifs à suivre leur marche incidieuse et obscure, et à découvrir leur vrai caractère.

La méprise est cependant de la plus grande conséquence, puisqu'on peut souvent obtenir la guérison de cette maladie par l'usage précoce des évacuans, des toniques, et sur-tout du quinquina à hautes doses; quelques Médecins n'ont triomphé de ces fièvres insidieuses, qu'en les attaquant sans délai par l'usage de l'écorce du Pérou, sans la faire précéder des évacuans; mais si l'on attend que les accès aient pris un type régulier, la mort des malades est ordinairement la suite de cette Médecine spectante.

La Médecine a connu dans tous les temps les

____

(1) Symptôme qui les a fait appeller soporeuses.

fièvres intermittentes, simples et manifestes, quotidiennes, tierces, quartes ou de tout autre type, dont les accès et les apyrexies sont bien marqués ; mais les fièvres intermittentes, obscures, et pernicieuses qui, caractérisées par des sympômes étonnans et insolites, se déguisent sous les apparences d'une fièvre continue ou rémittente, plus ou moins fâcheuse, paraissent n'avoir été bien observées que par les Médecins modernes.

Baillou avait commencé à signaler ces fièvres intermittentes pernicieuses, qu'il avait observées à Paris en 1573, où elles furent épidémiques. *Salius Diversus*, *Valesius*, *Ludovicus Mercatus*, les ont aussi observées et crayonnées dans leurs ouvrages. *Willis* paraît être le premier qui les ait traitées avec des succès marqués dans Londres et dans son territoire, en 1654 et 58. *Sylvius-Deleboé* les reconnut et les combattit heureusement à Leyde, en 1667 et 69. *Sydenham* rapporte qu'à Londres elles exercèrent des ravages depuis 1677 jusqu'en 85. *Morton* les avait observées dans la même Ville, vingt ans avant lui, et les avait combattues comme lui avec succès par le quinquina. L'*Hyppocrate* Anglais les appelle *tertianæ mali moris*, et il en donne les vrais caractères (1).

On peut encore compter parmi les Auteurs qui les ont rencontrées, reconnues et détaillées, *Ramazini*, *Torti*, *Richa* en Italie, *Verlaf* en Al-

---

(1) Tom. 1. p. 27, lig. 22.

lemagne ; ce dernier nous en a laissé un portrait bien ressemblant dans un Traité, ayant pour titre : *De febribus præcipuè intermittentibus.* L'école illustre de Montpellier n'avait encore rien donné sur ce sujet important, jusqu'au célèbre Leroy. Nous citerons encore ici une excellente Thèse, soutenue en 1762 à Toulouse, ayant pour titre : *De febribus tertianis autumnalibus irregularibus.* On a lieu d'être étonné du silence que *Pringle* et *Lind* gardent sur ces fièvres. *Strack* et *Voullone* les ont décrites avec des couleurs vraies. Enfin, nous n'avons encore rien lu de mieux pensé et de mieux écrit sur ces maladies, que ce que l'on trouve dans le Journal de Médecine, tome 67, page 444. Nous reviendrons sur leur traitement. Elles sévirent avec force dans les concessions d'Afrique en 1776 et 1779 ; et comme nous sommes persuadés qu'elles se montrent souvent dans les lieux bas et mal-sains, nous avons cru devoir nous appesantir sur ces fièvres, et indiquer les Auteurs qui en ont parlé, qui les ont bien décrites et combattues avec des succès marqués.

Nous avons observé d'après tous les Médecins qui ont écrit sur ce sujet, qu'en général plus le frisson était considérable et long, et plus la chaleur et la fièvre qui lui succédaient étaient intenses et prolongées. *Quò frigus*, dit *Vanswieten* (1), *tumor, pallor pejora fuerint, eò majorem*

____

(1) Tom. 2. p. 462.

posteà calorem sequi et validiora esse symptomata.

Il est bien rare que la fièvre intermittente régulière soit mortelle par elle-même. Elle peut le devenir par sa durée ; mais c'est en produisant des obstructions dans les viscères du bas-ventre et en jettant les malades dans différentes espèces de cachexies et d'hydropisies. Nous avons vu mourir cette année (1788) la Dlle. Vian , à la suite des fièvre intermittentes, du type des quartes, qu'elle avait gardées durant huit mois, et qui la jettèrent dans l'anasarque. Et dans l'Hôpital dont nous sommes actuellement le Médecin , nous avons vu mourir un Soldat arrivé de Corse , et attaqué de phthysie pulmonaire, à la suite des fièvres intermittentes tierces. Pendant notre séjour dans les contrées marécageuses, où nous avons recueilli nos observations , nous avons vu périr deux hommes durant le frisson des fièvres intermittentes tierces et régulières.

Sydenham (1) , *Hollier* (2) , *Hoffman* (3) , et tous les Médecins qui ont traité beaucoup de ces maladies , ont observé que ce n'est que pendant le frisson qu'elles offrent quelque danger.

Celles qui sont caractérisées par des défaillances , des syncopes , le délire , l'assoupissement, le hoquet , la dyssenterie , le vomissement , le colera - morbus , les convulsions , la subintrance

---

(1) Sect. 1. chap. 5. p. 49.
(2) *In Coacis Hyp.* p. 302.
(3) *Med. rat. syst.* tom. 4. p. 81.

des accès et autres symptómes graves , et que nous avons appellées pernicieuses , obscures, ir-régulières . offrent le plus grand danger , et sur-tout lorsqu'on les méconnaît au moment de leur invasion , et qu'on les considère comme des intermittentes simples ou des rémittentes , et qu'on veut leur laisser prendre un type régulier. « Les .» soporeuses et syncopales , disent *Vicq-d'Azir* » et *Jean Roy* (1) , sont les plus pernicieuses » de toutes. »

On divise encore les fièvres intermittentes en printannières et en automnales. Quoiqu'en général dans le voisinage des Marais et des Etangs , ces maladies soient rebelles aux secours de l'art , parce que les causes qui les ont produites concourent encore puissamment à les entretenir , il est certain cependant , et l'expérience a prouvé que les printannières cèdent plus facilement que les automnales , et sur-tout lorsque celles-ci attaquent des sujets qui en ont déjà été atteints durant le printemps ou l'été.

Tous les praticiens savent encore qu'eu égard à leurs différens types, les quartes sont les plus rebelles, et qu'elles conduisent plus souvent à l'hydropisie et à différentes espèces de cachexie que les tierces et les quotidiennes.

Le danger de ces fièvres se déduit encore du tempérament et de la constitution du sujet. Les personnes qui ont été attaquées plusieurs fois de

____

(1) Mém. de la Soc. Roy. tom. 1. p. 219.

cette maladie portent des obstructions dans les viscères du bas-ventre, qui, en altérant la liberté des excrétions et des secrétions, prédisposent plus facilement à ces maladies, et les rendent plus opiniâtres lorsqu'elles en sont de nouveau travaillées.

Nous avons encore vu plusieurs fois ces fièvres intermittentes se convertir en fièvres putrides rémittentes après deux ou trois accès. C'était surtout chez des hommes qui refusaient les remèdes, et qui se gorgeaient d'alimens et de vin pendant l'apyrexie.

C'est un très-bon signe lorsque ces fièvres quittent leur type ordinaire, et qu'elles deviennent comme erratiques, lorsque de tierces elles se changent en double-tierces, enfin lorsque les accès paraissent s'éloigner les uns des autres; mais lorsqu'ils se rapprochent, qu'ils devancent l'heure accoutumée, qu'ils sont plus longs et plus intenses, il n'est pas rare de les voir dégénérer en fièvres putrides rémittentes. On prévient toujours cette funeste conversion, par l'exhibition de l'émétique ou d'un purgatif suffisant.

OBSERVATION IVe.

MM. Casserin, Giraud et Garcin, Officiers; Vanau, Curte, Sale, Josset, Trunet et Vatin, gens de force ; étaient travaillés de fièvres intermittentes. Un régime inconsidéré et mal économisé, joint aux causes endémiques, avaient exaspéré ces fièvres. Les accès se rapprochaient chez Vatin ; la fièvre intermittente quotidienne avait pris le caractère de la rémittente. Chez les autres sujets , les tierces s'étaient si rapprochées dans leurs accès , qu'elles allaient offrir la même conversion ; l'émétique , en déterminant l'évacuation d'une grande quantité de matières bilieuses, les rétablit dans leur type ordinaire ; le quinquina et les froids achevèrent la guérison. Mais le nommé Sale n'en fut délivré que par le changement d'air. Dans ces circonstances, c'est-à-dire , lorsque les fièvres quittent leur type ordinaire pour en prendre un plus fâcheux , l'on doit recourir, sans différer , à l'émétique , quand même on l'aurait déjà ordonné une fois dans le commencement de la maladie. Cette méthode curative est toujours couronnée par le succès.

Nous avons dit plus haut que pour ne plus revenir sur les maladies endémiques, qui fixent notre attention , nous joindrions à leur description le traitement, sur l'efficacité duquel une expérience de plusieurs années à prononcé.

La saignée est rarement nécessaire dans le traitement de ces fièvres , et sur-tout dans le voisinage des Marais et des Etangs ; ce n'est que dans quelques cas extraordinaires et peu communs, qu'elle peut devenir nécessaire; l'on comprend que nous voulons parler des sujets sanguins et pléthoriques, lorsque pendant la chaleur fébrile il survient le délire , une rougeur considérable à la face , hémorragie du nez , somnolence , que

le pouls est dûr et roide, et la peau aride et
sèche.

On doit donc verser le sang avec parcimonie
dans le traitement de ces fièvres, puisque la fibre a tant de tendance à la laxité, les humeurs
à l'inertie, les viscères du bas-ventre d'aptitude
aux obstructions, et les solides à l'infiltration séreuse.

Par les mêmes motifs, les boissons et les ptisannes que l'on donne dans les premiers momens
de l'invasion de ces maladies, ne doivent pas
être trop anti-phlogistiques et trop rafraîchissan-
tes ; elles concourraient à augmenter la détente
de la fibre, l'inertie et la stagnation des humeurs ;
elles contrarieraient encore les indications curatives, qui consistent dans l'usage des toniques et
des aperitifs, dont tous les Medecins ont reconnu la nécessite dans le traitement de ces fièvres.

Nous ne rougirons pas d'avouer que les premiers malades que nous traitâmes dans l'Hôpital
qui nous fut confié, devinrent bientôt enflés.
Nous attribuâmes, avec d'autant plus de raison,
cet epi-phenomène aux boissons trop anti-phlogistiques que nous leur avions ordonnées ; que
plusieurs fiévreux moins dociles, et qui n'avaient
cessé de prendre pour ptisanne de l'eau et du
vin, n'étaient pas travaillés des mêmes œdèmes.
Eclairés par cette observation, nous substituâmes
à la boisson délayante, une ptisanne faite avec
le chien-dent et la chicorée sauvage ; elle fit couler abondamment les urines, et dans peu de jours
les bouffissures et les œdèmes se dissipèrent.

Après les premiers accès, lorsque les viscères gastriques avaient été suffisamment évacués, nous ajoutions quelques amers aux boissons incisives et apéritives et chicoracees.

Nous nous sommes encore servis, avec succès, de la ptisanne vineuse, soit dans le traitement des fièvres intermittentes, soit dans celui de quelques fièvres putrides et malignes, dont nous parlerons tout-à-l'heure. Nous croyions même être l'inventeur de cette boisson, si utile dans ces circonstances; mais nous l'avons trouvée ensuite dans plusieurs Auteurs d'un mérite distingué; tels que *Pringle*, *Boerrhave* (1), *Huxam* (2), *Vanswieten*, *Lind*, M. *de Brioude* et autres; dans *Hyppocrate* même : *de morb. lib.* 11, tom. 3. p. 62.

L'on doit encore recommander soigneusement aux malades de supporter, le plus qu'il leur sera possible, la soif pendant la pyrexie. Nous avons constamment observé, chez nos malades et sur nous-mêmes, que plus l'on prenait de boisson pendant le temps de la chaleur fébrile, et plus l'accès était prolongé, les sueurs copieuses, et le malade accablé.

Il est bien rare qu'il y ait constipation lors de l'invasion de cette maladie. S'il y avait pénurie des selles, on pourrait faire passer un lavement; mais en général on doit être très-circonspect sur leur usage; ils ne peuvent que nuire, en aug-

---

(1) *Aphor.* 764.
(2) Traité des fièvres.

mentant la laxité des viscères gastriques, en affaiblissant le mouvement périsltaltique du conduit
intestinal, déjà débilité. Nous avons même vu,
dans plusieurs circonstances, un lavement, pris
sans nécessité, rappeller des fièvres qui avaient
disparu depuis plusieurs mois. *Hoffman* (1) et *Sydenham* avaient fait la même observation.

Lorsque le premier et le second accès n'offrent aucun des symptômes qui caracterisent la
fièvre intermittente pernicieuse ou obscure, dont
il a été fait mention plus haut, l'on peut laisser écouler encore un ou deux accès pour pouvoir reconnaître son vrai type.

Mais dans les intermittentes pernicieuses, la
médecine expectante serait déplacée, meurtrière
même. Avant qu'on eut reconnu son type, le
malade aurait succombé; il y a *periculum in morâ*.
Il n'y a que les Médecins à qui les fièvres pernicieuses sont inconnues, qui puissent proposer
cette fatale expectation, qui donne à ces maladies le temps de prendre un caractère diffé-
. rent, de se convertir en malignes, ou d'enlever le sujet au troisième ou quatrième accès. Dans
le frisson de ces fievres, j'ai été quelquefois contraint de donner des cordiaux, du vin vieux et
austère, des décoctions faites avec le chardon-
bénit, la serpentaire de Virginie, ou tout autre
fortifiant; tellement le pouls était faible, les forces abattues, et la vie en danger. On a lieu d'è-

____

(1) *Tract. de mal.* Hister. *et* Hyp. sec. 1. ch. 5 et 6.

tre surpris que *Pringle*, *Lind*, *Grant*, et sur-tout *Strack*, ne fassent aucune mention de ces intermittentes pernicieuses.

Nous avons dit plus haut qu'elles sévirent dans les concessions d'Afrique en 1776 et 79. Nous avouerons, avec ingénuité, que le premier malade qui en fut attaqué, fut la victime de notre lenteur et de la méthode expectante, que nous suivions sans danger dans le traitement des intermittentes régulières. De pareils aveux ne font rougir que ces Médecins présomptueux qui se croient infaillibles. L'*Hyppocrate* Anglais (1) confesse avec franchise, que lorsqu'il se présentait à sa pratique une maladie nouvelle, les premiers malades qu'il traitait, couraient le plus grand danger.

Tous les gens de l'art, familiarisés avec les fièvres pernicieuses, conviendront qu'elles ressemblent beaucoup aux fièvres malignes dans leur début ; que ces deux maladies ne sont pas circonscrites, (au moment de leur invasion) par une ligne de démarcation bien précise et bien distincte ; mais ils conviendront aussi qu'il n'y a aucun danger de brusquer une fièvre maligne dans son principe, tandis que les fièvres intermittentes pernicieuses enlèvent ordinairement tous les sujets qui en sont attaqués, si on ne leur oppose, dès l'instant même de l'invasion, la saignée, si les circonstances la commandent, le vé-

---

(1) *Vix ac ne vix quidèm* possum **efficere** quin eorum qui *primi se meæ curæ commiserint* vita periclitetur.

sicatoire , et dans toutes les circonstances, l'é-
métiquè , et immédiatement après , le quinquina
à hautes doses.

Quant aux fièvres intermittentes régulières et
manifestes , il n'y a aucun danger à leur laisser
parcourir trois ou quatre accès, durant l'intervalle
desquels on peut cependant placer une saignée,
si le tempérament , l'intensité et la chaleur de
la pyrexie , la rougeur de la face et le délire,
l'exigent. Leur type étant une fois connu , on
ne saurait se dispenser de recourir à l'émétique.

Strack a beau mettre en garde les Médecins
contre l'usage de ce moyen curatif et des purgatifs , peser et balancer les motifs qui en nécessitent l'usage et ceux qui l'excluent, tirer des
inductions de l'âge, de la saison et de l'espèce de
fièvre intermittente ; nous dirons comme lui : *Odi*
profanas scholarum sententias , conjecturas, atquè
hypotheses ; omnem in arte medicá vim arceo , at-
què opinionum jugo me eripio , nequè nisi cogi-
tandi libertatem ambio, soli, veritati obediens ; ni-
hil proponam quòd non factis , nihil objiciam quòd
non experimentis , nihil ostendam quòd non obser-
vatis nitatur (1).

Nous avons traité plus que lui de ces maladies,
et nous persistons à dire qu'on ne peut se dispenser de recourir à l'émétique et aux purgatifs
dans le traitement de ces fièvres , et sur-tout dans
leur commencement ; il nous serait même fort

____

(1) *Observat. de febr. intermittent.* p. 9.

aisé de mettre *Strack* en contradiction avec lui-même, en citant un passage où il insiste sur la nécessité des évacuans ; nous pourrions encore lui opposer l'autorité de *Vanswieten*, qui lui a fourni tant de matériaux pour son Ouvrage, justement couronné.

Il faut aussi convenir, avec lui, qu'un purgatif inconsidérément ordonné, a souvent rappellé des fièvres qui avaient disparu depuis plusieurs mois.

Ecoutons le Rédacteur du Journal de Médecine (1) : « La pratique des Médecins des dif-
» férens âges se réunit pour prouver qu'il existe
» une matière humorale dans les fièvres intermit-
» tentes. Nous pourrions, à l'appui des observa-
» tions que nous avons mises sous les yeux des
» lecteurs, citer *Hyppocrate*, *Celse*, *Galien*, *Paul*
» *d'Egine*, *Aéce*, et presque tous les plus cé-
» lèbres d'entre les Médecins modernes ; nous
» nous contenterons de remarquer que *Vanhel-*
» *mont*, qui a attaqué presque tous les princi-
» pes de la Médecine dogmatique, n'a pu s'em-
» pêcher d'admettre une matière humorale dans
» ces fièvres, ainsi que la nécessité d'avoir recours
» de bonne heure aux purgatifs. »

Voici des observations cliniques qui viennent à l'appui de notre opinion.

____

(1) Tom. 67. p. 449.

OBSERVATION V.

Les nommés Esperit, Pierre Torte, Nantel, Roset, étaient travaillés de fièvres intermittentes tierces depuis plusieurs mois. Les deux premiers n'avaient pris qu'un minoratif qui avait peu opéré ; les deux autres n'avaient pris ni purgatifs ni vomitifs. On combattait infructueusement leurs fièvres avec le quinquina. Je leur donnai l'émétique, non en lavage, mais dans une once d'eau commune, une médecine assez active et ensuite le quinquina à hautes doses. Ces fièvres ne résistèrent pas à ces puissans moyens curatifs.

OBSERVATION VI.

Les nommés Chabanois, Vilnes, Guerci, et d'autres cultivateurs, étaient attaqués de fièvres intermittentes qui avaient éludé tous les remèdes ; ils avaient pris l'émétique au commencement de leur maladie et plusieurs purgatifs ; dès qu'ils m'eurent donné leur confiance, je leur ordonnai derechef le tartre stibié, dissous dans une très-petite quantité d'eau ; je les mis ensuite à l'usage des amers indigènes ; ces fièvres ne résistèrent pas à ce traitement. Il est bon de faire observer que ces deux dernières observations n'ont pas été faites dans les concessions d'Afrique. Dans ces pays marécageux, les fièvres intermittentes ne cèdent pas si facilement aux remèdes qu'on leur oppose.

Parmi les émétiques, le tartre stibié est préférable à tous les autres, et principalement à l'ipécacuana qui, par son adstriction, resserre trop les viscères du bas-ventre dans le premier état de la maladie, où les évacuations par le haut et par le bas deviennent si nécessaires, pour évacuer les matières bilieuses, dont la turgescence (comme nous l'avons fait observer au chapitre des causes prochaines), joue un si grand rôle dans ces sortes de maladies fébriles, suivant tous les Médecins.

L'ipécacuana convient cependant; il doit même être préféré au tartre stibié, dans certaines fièvres intermittentes accompagnées de flux dyssentériques séreux ou stercoreux.

Mais c'est une méthode vraiment condamnable et qui suppose une timidité qui n'est certainement pas le fruit de l'âge et de l'expérience, de donner dans ces circonstances l'émétique en lavage, c'est-à-dire, dissous dans trois ou quatre verres d'eau; la laxité des fibres de l'estomac, le défaut de sensibilité, qui en est la suite nécessaire, rendent ses effets nuls, si on donne le tartre stibié de cette manière, par un ménagement que rien ne saurait justifier, que l'expérience et le raisonnement désavouent.

OBSERVATION VII.

Je me souviens encore qu'au sortir de l'Université, et dans les premiers jours de ma pratique, je fus appellé auprès d'un fiévreux (nom-

mé V. R., garçon Boulanger, âgé de 22 ans)
je lui ordonnai cinq grains de tartre stibié, dissous dans trois verres d'eau ; le voisinage, la timidité naturelle aux jeunes praticiens, joint au
desir pressant que l'on a de guérir ses malades,
lorsqu'on commence à exercer la Médecine, m'en-
gageaient à faire de fréquentes visites à celui-ci,
et sur-tout après l'exhibition du tartre stibié. Il
avait pris cette dose assez haute depuis quelques
heures, et il n'avait pas éprouvé une seule nau-
sée. Je lui fis passer, non sans quelque timidité,
un grain de tartre stibié, dissous dans une cuillerée d'eau ; point de vomissement ni de selles ;
d'un autre côté, ce qui me rassurait, c'est qu'il
ne se manifestait aucun signe d'irritation, de phlogose, d'orgasme, point de chaleur à la peau, de
coliques, point de changement dans le pouls. Pour
me tirer de l'embarras où je me trouvais, je cou-
rus chez le grand Praticien à qui je dois le jour,
je le consultai sur le phénomène dont j'avais bien
de la peine à me rendre raison. Ne voyez-vous
pas, me répondit-il sans hésiter, que l'estomac
faible et lâche de votre malade, n'a pas été suffisamment stimulé par votre tartre stibié, trop
noyé, trop affaibli, soit par la manière dont vous
l'avez administré, soit par la quantité d'eau chaude que vous lui avez fait passer. Donnez encore,
sans crainte, deux grains de ce remède dans une
seule cuillerée d'eau, et ordonnez à la garde de
ne point lui donner d'eau chaude jusqu'à ce qu'il
ait commencé à rejetter quelques gorgées.

J'exécutai

(113)

J'exécutai avec exactitude cet avis, fruit d'une longue et heureuse pratique. Mon malade vomit beaucoup de matières bilieuses, jaunes et verdâtres, mais sans colique, sans irritation ; il passa encore beaucoup de ces matières bilieuses par les selles ; une purgation et l'usage du quinquina, eurent bientôt fixé et guéri ces fièvres.

Ce n'est donc que dans quelques cas rares, chez quelques tempéramens sensibles et délicats, ou affectés de maladies nerveuses et débilités par la longueur de la maladie, que l'émétique donné en lavage peut convenir : dans toutes les autres circonstances, il doit être donné tout à la fois, et dissous dans trois ou quatre cuillerées d'eau. Nous avons donné au moins deux mille fois l'émétique de cette manière, soit dans les contrées marécageuses, où nous avons recueilli nos observations, soit dans notre patrie, soit enfin durant les trois années que nous avons été Médecins de l'Armée d'Italie. Peu de Médecins conviennent plus facilement de leurs fautes que nous. Nous recueillons même avec soin toutes celles que nous faisons ; nous n'en trouvons encore aucune sur le fait de l'émétique donné de cette manière.

Nous ne finirions pas si nous voulions rapporter les observations que nous avons eu lieu de faire sur les heureux effets des vomitifs donnés de cette manière dans le traitement de ces maladies, et sur-tout dans les contrées où elles ne sont qu'intercurrentes.

Rien n'est petit, rien n'est minutieux auprès

H

du lit des malades , et relativement à leur traitement. Nous ne devons donc pas taire un conseil dont l'exécution assure le succès de ce remède important. L'on doit en conséquence recommander aux gardes de ne pas noyer le malade d'eau tiède avant que l'émétique ait commencé d'agir. Ce n'est que lorsqu'il a rendu quelques
gorgées, que l'eau tiède doit être administrée, pour
aider son action.

Mais de quelque manière que l'on donne ce
remède, s'il n'opère pas une évacuation suffisante , soit par le vomissement , soit par les selles,
il faut le donner une seconde fois et à plus forte
dose , après quelques jours d'intervalle. Nous pouvons attester que les fiévreux qui ont pris, sous
nos yeux , deux fois le tartre stibié , sont ceux
dont les fièvres intermittentes ont cédé le plus
facilement, soit à l'usage des toniques, soit à
l'action des premiers froids de l'hiver. Voyez
l'avis d'*Hyppocrate* à ce sujet, page 335 de ce
recueil. Il est même certaines occasions où
l'on peut le donner, pour ainsi-dire, sans une
nécessité bien apparente. C'est lorsqu'on observe
que ces fièvres sont très-rebelles. Dans ces circonstances , il agit moins comme émétique que
comme altérant ; et comme le recommande *Vanswieten* (1) : *purgantia autem et vomitoria*, dit-il,
non tantùm prosunt quatenùs evacuant, *verùm etiam
quòd miro sæpè stimulo moveant et turbent totum*

____

(1) Tom. 2 , p. 497.

corpus sicque mutent illam conditionem quæ nunc adest.

On lit dans les épidémies de *Vanswieten*, que ce Médecin purgeait par le haut dans les fièvres intermittentes une heure avant l'invasion de l'accès : cette méthode a souvent des avantages.

Alexandre Thomsom (1) l'a employée avec succès pendant vingt ans. *Asclepiades* et *Celse* l'avaient aussi pratiquée, au rapport de *Vanswieten* (2).

Sydenham, *Strack* et *Vanswieten*, recommandent, avec raison, de donner un calmant ou opiatique après l'exhibition de l'émétique ; c'est ordinairement dans la soirée que l'on ordonne ce remède.

Lorsque le malade a été suffisamment évacué par le haut, l'on doit encore le purger une ou deux fois, le jour de l'apyrexie ou rémission ; mais le choix des médicamens purgatifs n'est pas indifférent dans cette circonstance. On n'obtiendrait point d'évacuation par l'usage des minoratifs doux et laxatifs, tels que la casse, les tamarins, la manne, la crême de tartre. Une longue expérience nous a appris qu'il faut dans ces sortes de maladies, des purgatifs énergiques, des cathartiques qui cardent ces matières bilieuses et hostiles, et qui, par leur manière d'agir, soutiennent en même-temps le ton du canal intes-

______

(1) *Medic. essays*, tom. 4. p. 407.
(2) *Commentaria*, tom. 2. p. 497.

tinal et relèvent le mouvement périsltaltique des viscères abdominaux , si nécessaire aux évacuations. On verra bientôt , à l'article des fièvres malignes , que dans certains cas nous étions obligés d'aider l'action des purgatifs par des cordiaux et des toniques , méthode qui , conforme à celle de *Lind* , et de plusieurs Médecins Anglais , a toujours réussi entre nos mains , et nous a déjà mérité des éloges de la part de la Société Royale , à qui nous avons adressé nos premiers essais sur ces maladies.

Les sels purgatifs , tels que le sel cathartique amer , le sel d'epsom , celui de la Rochelle , le sel polycreste , le jalap , l'aloès , le mercure doux , la poudre cornachine , doivent être associés à la manne , aux follicules de séné. Nous ne parlons pas du séné ; ce purgatif est aujourd'hui si frelaté , si chargé d'ingrédiens nuisibles et étrangers , qu'il ne saurait être conseillé que par des Médecins qui n'en ont jamais vu en nature.

La pratique de tous les Médecins Anglais est conforme à celle que nous recommandons. *Lind* conseille et préconise la teinture sacrée et les pilules de refus , dont l'aloès forme la base ; *Sydenham* recommande les évacuans les plus actifs dans le traitement des fièvres intermittentes.

Après une ou deux purgations , proportionnées au tempérament , au sexe et à l'âge du sujet , les toniques , les amers , et parmi eux le quinquina , sont les ancres sacrées auxquelles l'on doit recourir.

Que l'on ne croie pas, au reste, que le quinquina soit le seul et l'unique spécifique contre la fièvre intermittente ; c'est un excellent fébrifuge sans doute, mais tous les remèdes toniques et capables de donner en même-temps aux humeurs une agrégation plus serrée dans leurs molecules, de restituer à la fibre animale son premier ton, aux viscères gastriques leur énergie et leur vigueur, les combattent aussi avec succès. Le *globularia alypum*, sur lequel nous avons publié un Mémoire, est encore un bon fébrifuge (1).

Le quinquina ne triomphe si souvent des fièvres intermittentes, que parce qu'à sa vertu tonique et fortifiante, il en joint une autre bien plus précieuse, et à laquelle nous ne voyons pas que les Auteurs qui s'en sont occupés ayent fait trop d'attention. C'est l'astringence dont il est doué ; c'est par cette vertu qu'il rétablit la cohésion lâche, faible et comme dissoute des molécules intégrantes du sang et des humeurs. Ce vice d'agrégation dans les fluides, contrarie constamment les effets des toniques, en entretenant la fibre animale dans un état de laxité et de faiblesse qu'il est si important de détruire.

Cette réflexion importante sur la vertu subastringente du quinquina, n'aurait pas dû échapper à tant de Médecins qui ont préconisé, avec raison, ses heureux effets contre la grangrène interne et la tendance des humeurs à la dissolution

---

(1) Voyez le Journal de Médecine.

H 3

gangréneuse. L'écorce du Pérou n'agit si efficacement dans cet état des humeurs, qu'en redonnant, par son astringence à leurs molécules intégrantes, trop divisées, trop noyées, une cohésion, une agrégation, une cohérence plus serrée, plus rapprochée et plus conforme aux lois de la nature et à la régularité des secrétions et des excrétions, et en relevant le ressort et le ton de la fibre animale, aux lois, à l'action et aux forces trusives de laquelle toutes les humeurs sont soumises.

C'est par cette double vertu tonique et astringente que le vrai quinquina est un des meilleurs fébrifuges connus. Nous ne parlerons pas de la manière dont on doit l'administrer, persuadés que la Société de Médecine a reçu sur cet objet les observations les plus étendues et les plus lumineuses dans la discussion de la question qu'elle a proposée sur la meilleure méthode d'employer ce fébrifuge.

Mais les toniques les plus puissans, les fébrifuges les plus énergiques, le quinquina même, qui réussissent très-bien dans les contrées où la constitution marécageuse de l'air est faible, où les Marais sont peu considérables et éloignés, échouent ordinairement dans les pays où cette constitution marécageuse est intense ; nous ne l'avons que trop observé, et sur nous-mêmes, et sur plus de mille fiévreux que nous avons traités dans l'Hôpital confié à nos soins. Si dans le voisinage des eaux stagnantes, ils parviennent quelquefois à fixer les fièvres intermittentes, ce n'est que dans la saison froide qui, en restituant aux solides leur première énergie, aide puissamment l'action des toniques donnés dans la même intention et pour le même objet.

Il est d'ailleurs beaucoup de malades qui ne peuvent supporter l'usage du quinquina. Les uns le vomissent immédiatement après l'avoir pris ; il donne lieu chez les autres à des faiblesses, des pesanteurs, des douleurs même d'estomac, à des obstructions dans le bas-ventre.

Lorsqu'on observe que le quinquina et les toniques ne peuvent fixer et dissiper les fièvres, on doit craindre, avec fondement, que les viscères abdominaux ne s'obstruent, et que les malades ne tombent dans l'hydropisie et dans différentes espèces de cachexie. Dans ces circonstances, il reste encore un moyen bien puissant et bien efficace ; il n'a jamais trompé notre attente : c'est le changement d'air.

Dans les maladies d'acrimonie, d'irritation, dans la phthysie pulmonaire et plusieurs autres maladies de poitrine, on conseille aux malades un air humide et gras ; celui de Lyon, de l'Isle dans le Comtat, de Gemenos en Provence ; mais dans ces sortes de maladies fébriles, c'est un air bien différent, quant à ses qualités, qui doit être conseillé ; enfin c'est un air tout opposé à celui qui favorise si puissamment la naissance, la durée et l'opiniâtreté de ces maladies. Conséquemment, c'est un air vif, tonique, salin même. C'est le séjour dans un pays éloigné des eaux stagnantes, des brouillards, des exhalaisons humides. C'est sur-tout celui d'un Port de mer ; nous sommes très-souvent appellés dans une petite Ville sur le bord de la mer, où les fièvres intermittentes les plus rebelles et la dyssenterie cèdent en peu de jours sans remède quelconque, et par le seul effet des qualités de l'air.

Nous pourrions encore citer l'exemple de vingt concessionnaires qui, fatigués depuis plusieurs mois des nevres intermittentes les plus rebelles, me-nacés d'hydropisie, ayant depuis long-temps des œdèmes aux extrémités inférieures, les joues pen-dantes, le ventre obstrué et bouffi, le teint clo-rotique, prirent enfin le parti de repasser en Fran-ce. A peine eurent-ils fait quelques lieues en mer, qu'ils eurent un dernier accès de fièvre qui termina leur maladie. D'autres ne furent guéris que quelques jours après leur arrivée en France. Mais aucun d'eux n'a gardé plus de quinze jours les fièvres après son arrivée en France.

Lind (1) avait fait la même observation sur les heureux effets du changement d'air ; nous avons même l'exemple d'une fièvre intermittente qui avait éludé durant trois années consécutives tous les secours de l'art, et qui fut totalement dis-sipée le jour que le malade s'embarqua. Une fois à bord du vaisseau, il ne ressentit plus aucun accès. Feu *Thyon-de-la-Chaume*, traducteur de

---

Maladies des Européens, tom. 2. p. 178.

Lind, ajoute : « Je l'ai souvent éprouvé à l'Isle
» de Corse. Je renvoyais en France les Soldats
» attaqués de ces fièvres , lorsque tous les re-
» mèdes étaient infructueux , et j'apprenais sou-
» vent qu'ils étaient guéris après avoir été un mois
» à Draguignan ou à Tarascon. »

Mirùm sanè est , dit *Sydenham* (1) , *quantùm
valeat hæc acris mutatio ad morbum hunc prorsùs
abigendum.*

Que répondront à ces faits les Médecins qui
nient, avec tant d'acharnement, l'influence morbifique des eaux stagnantes ?

Tous ces concessionnaires, dont la plupart re-
tournaient dans ces contrées marécageuses , après
leur guérison , opérée par le seul changement
d'air , se réunissaient à dire et à assurer qu'en arrivant en France , il semblait que l'air les for-
tifiait , et qu'on leur serrait tout le corps , et
sur-tout le bas-ventre , avec des bandes ; expressions qui indiquent très-bien l'influence d'un air
plus vif et plus tonique sur les viscères gastriques.

C'est ce que nous éprouvâmes nous-même en
1781. Las de garder , depuis plusieurs mois , une
fièvre quotidienne , que des obstructions , autant
que la constitution de l'air , rendaient rebelle à
tous les secours de l'art, et qui semblait même
prendre le caractère , assez rare et insolite, de
fièvre lente nerveuse , ne trouvant aucun vaisseau national qui pût nous transporter en France ,

____

(1) Tom. 1. p. 57,

nous nous embarquâmes sur un vaisseau ennemi, (c'était en temps de guerre) sur un Mahonnais. En arrivant à Mahon, la fièvre disparut, sans remède quelconque. Nous eprouvâmes alors ce que tant de concessionnaires nous avaient rapporté sur les bons effets du changement d'air. Il semblait en effet que l'air corroborait tous nos viscères, et qu'on serrait tout notre corps avec des bandes. L'appetit fut meilleur, les jambes se fortifièrent ; nous jouîmes en peu de temps d'une bonne santé, aux obstructions près. On sait cependant, par les observations faites dans cette Isle (Minorque) par *Clergon*, que l'air n'en est pas des plus sains, puisqu'on y voit souvent régner des maladies analogues à celles que l'on observe dans le voisinage des Marais. Nous vîmes même plusieurs Officiers Anglais attaqués de ces fièvres intermittentes, et l'Hôpital de Mahon en offrait un grand nombre. Mais cet air étant sans doute plus tonique que celui que nous venions de quitter, la constitution humide et marécageuse étant moins intense, ces deux circonstances suffirent pour nous délivrer de cette cruelle maladie.

Nous avons encore vu plusieurs de ces concessionnaires qui avaient été guéris de leurs fièvres en France, en être attaqués de rechef peu de jours après leur retour dans ces contrées marécageuses. De ce nombre sont Dejean, les deux frères Plane, Amiel, cordonnier ; Véran, Manoyer, gens de force, etc. etc.

Que les Médecins de nos jours, qui nient avec tant d'opiniâtreté, l'influence des Marais et des Etangs sur l'économie animale, se refusent à l'évidence de ces faits, et à la certitude de ces observations, non isolées, mais très-multipliées dans ces contrées, et que plusieurs personnes de l'art avaient faites avant nous. Les Marais qui sont aux environs de Rochefort, seraient-ils donc d'une nature différente des Marais des autres contrées? Qui peut leur avoir donné le privilège exclusif de salubrité et d'innocuité? (*M. R.*)

Nous avons cru, au reste, devoir nous abstenir de rapporter en détail et minutieusement, plusieurs observations que nous n'avons qu'indiquées par leur nombre et les noms des sujets, laissant à ceux des concurrens qui n'auront qu'une ou deux observations isolées sur chaque maladie, le soin de les rapporter dans un détail bien circonstancié, jour par jour, heure par heure; mais ayant vu plus de deux mille fiévreux (voyez le relevé de l'Hôpital, placé au commencement de ce Mémoire) pendant notre séjour dans ces contrées marécageuses; ayant parlé dans ce chapitre d'une trentaine de concessionnaires prêts à tomber dans l'hydropisie, et guéris par le seul changement d'air; de quelques gens de force qui se trouvant guéris en France et ayant voulu repasser dans les concessions d'Afrique, avaient été attaqués de rechef et sous peu de jours des mêmes fièvres intermittentes, nous avons dû nous dispenser de rapporter ces observations en détail, pour ne pas grossir inutilement un Mémoire qui, malgré notre attention à le rendre court, outre-passera certainement les bornes d'une dissertation de concours. Nous continuerons cette méthode dans le cours de cet Ouvrage, et nous ne rap-porterons d'observation detaillée que lorsque la singularité, la rareté et l'importance du fait, nous en imposeront l'obligation.

Nos Juges sont trop éclairés et trop instruits pour nous faire le reproche d'habiller de nos li-vrées les productions et les observations des Au-teurs qui nous ont precédés. Nous parlons *ex abun-dantiâ*, parce que nous avons vu en abondance; nous parlons avec cette assurance que donne une longue expérience, reunie au sentiment de ses propres forces ; mais avons-nous bien vu, avons-nous bien observé les faits nombreux qui se sont présentés à notre pratique ? notre esprit n'a-t-il pas été préoccupé par des préjugés ? c'est ce dont nous ne saurions nous flatter ; c'est ce que nos Juges sauront apprécier et reconnaître. Nous les supplions de soutenir leur attention. Nous pour-suivons :

Nous avons encore vu (et nous l'avons vu sou-vent) des fièvres putrides rémittentes, des fièvres malignes même, dégénérer en fièvres intermitten-tes, et garder le même type qu'elles avaient.

Le traitement de ces fièvres, ainsi dégénérées, est le même. C'est ici le cas où les purgatifs, trop réitérés, ou donnés inconsidérément, seraient nuisibles, selon *Strack*. C'est aussi l'opinion de *Sydenham* et de tous les Médecins cliniques.

Nous avons encore vu des blessés transportés à l'Hôpital, et attaqués sous peu de jours de ces fièvres, quoique placés dans des salles séparées de celles des fiévreux ; mais la suppression du vin, la ptisanne et l'eau, qui leur étaient ordonnés par des Chirurgiens qui ne connaissaient pas les effets de la constitution marécageuse de l'air, étaient les seules causes auxquelles on devait attribuer leur nouvelle maladie. Par les mêmes motifs, ces fièvres intermittentes n'ont jamais été si communes dans les concessions d'Afrique, que dans les circonstances où le vin et l'eau-d-vie manquèrent, par un effet de la guerre, qui avait intercepté la liberté de la navigation. On observait aussi que les Officiers, qui avaient fait leur provision de vin, de liqueurs, et qui usaient du café, y étaient moins sujets, proportion gardée, que les gens de force.

Les Officiers (1) qui commandent nos troupes, sans être Médecins, connaissent tres-bien le danger que courent les Soldats échauffés par la marche, en buvant de l'eau, et sur-tout dans les pays chauds. En allant voir un malade dans un Village voisin, nous rencontrâmes, il y a quelques années, cinq ou six cents Soldats, qui allaient d'Aix à Toulon. Echauffés par la marche et par la chaleur du jour (nous étions dans le mois de Juillet) ils avaient assailli un puits et une petite fontaine qui se trouvait à quelques

____

(1) J'écrivais ce Mémoire avant la révolution.

pas du chemin, et ils se disputaient à qui étan-
cherait le premier sa soif. Nous vîmes aussitôt ac-
courir deux Officiers, l'un s'empara du puits, l'autre de la fontaine, et ils ordonnèrent à deux Sergens de garder ces eaux, et de n'en laisser prendre que quelques gorgées à chaque Soldat. Ces
Sergens brutalisaient, menaçaient, frappaient même les Soldats indociles, qui voulaient se livrer
au besoin d'étancher leur soif.

Je compris très-bien les motifs de cette sage
prévoyance ; mais je voulus reconnaître si la con-
duite de ces deux Officiers était éclairée ou dic-
tée par une routine aveugle.

« Oserais-je vous demander, leur dis-je, pour-
» quoi vous empêchez vos Soldats de boire au-
» tant que le besoin semble l'exiger ?... L'expé-
» rience nous a appris, me répondit l'un d'eux,
» que si nous laissions cette Troupe, échauffée
» par la marche, se livrer avec excès à cette
» boisson, quelque salutaire qu'elle vous paraisse,
» nous aurions demain cent fiévreux à l'Hôpital.
» Dans ces momens, le vin leur est moins nui-
» sible que l'eau. »

Quel est donc ce miasme fébrile, dirons-nous
à *Strack*, à *Baumes*, et à ses autres partisans,
qu'un verre ou deux d'eau, très-salubre d'ailleurs,
introduit sur le champ dans le corps animal ?

Pendant une soirée d'été, cinq Soldats, qui se
portaient bien d'ailleurs, allèrent se baigner à la
rivière. Deux jours après ils furent reçus tous les
cinq à l'Hôpital : il y en eut quatre qui eurent

des fièvres intermittentes, le cinquième fut attaqué d'une fièvre putride continue, qui dégénéra en fièvre intermittente.

Toutes ces observations, familières aux Médecins qui ont, comme nous, exercé leur art dans le voisinage des eaux stagnantes, doivent nous convaincre qu'indépendamment des remèdes toniques et fortifians, le régime et les alimens, et les boissons qui possèdent les mêmes qualités, doivent encore concourir puissamment à la guérison des maladies qui fixent notre attention ; que l'on doit interdire soigneusement aux fièvreux toutes ces boissons aqueuses et délayantes dont l'usage n'est malheureusement que trop accrédité, depuis que les anti-phlogistiques sont devenus, pour ainsi-dire, exclusivement à la mode, et les remèdes à tous les maux.

Victu analeptico, recommande Boerrhave (1), *medicamentis corroborantibus æger reficiendus.*

Nous rapporterons à ce sujet une observation que nous eûmes lieu de faire l'année dernière sur deux fièvreux entrés dans l'Hôpital de la Ciotat, pays très-sain d'ailleurs.

La nommée Jourdan, jardinière, âgée de 40 ans, et une de ses filles, âgée de 8 à 9 ans, travaillées l'une et l'autre de fièvres intermittentes tierces, prirent l'émétique et une purgation qui agirent très-bien ; nous leur ordonnâmes ensuite le quinquina, associé aux amers. Ce traitement,

____

(1) *Aphor.* 766.

qui fixe ordinairement les fièvres par accès dans un pays où l'air est si salubre, fut infructueux ; nous observâmes que les accès devenaient chaque jour plus prolongés, les sueurs plus abondantes ; en recherchant les causes de l'insuccès de nos remèdes, nous apprîmes que ces deux malades s'étaient mises à l'eau depuis leur entrée à l'Hôpital ; nous leur conseillâmes de reprendre l'usage du vin, comme si elles étaient en santé ; elles furent bientôt délivrées de ces fièvres par cette seule boisson ; car lassées l'une et l'autre de prendre des remèdes, elles ne voulurent plus ni quina, ni apozèmes.

L'on voit encore tous les jours, dans le voisinage des eaux stagnantes, des fièvres par accès guéries depuis un ou deux mois, reparaître par l'effet de la plus légère inexactitude dans le régime. La rosée du soir ou du matin, un verre d'eau, une tasse de lait, l'eau froide appliquée seulement sur les mains, le froid des pieds, l'allégement des vêtemens, quelques fruits fondans (1), rappellent tous les jours ces fièvres chez les personnes qui s'en croient délivrées.

---

(1) Dans le moment que je transcris cette partie de mon Mémoire, la nommée Chouquet sort de mon cabinet ; elle m'a consulté sur l'état de son fils, âgé de 19 ans, qui, se croyant guéri depuis 20 jours des fièvres intermittentes, s'est permis de manger un raisin, et a, le jour même, été travaillé de rechef par ces fièvres. A Aubagne, 21 Brumaire, an 9.

Ces

Ces observations prouvent encore victorieuse-
ment que ces fièvres intermittentes sont entre-
tennes par la débilité et la détente de la fibre,
et le défaut de cohérence dans les humeurs,
puisque la plus légère inexactitude de régime,
propre à opérer cette laxité dans les solides et
cette faiblesse d'adhésion dans les fluides, rappelle si facilement ces maladies, qui avaient paru subjuguées par les toniques et les fortifians.
Elles concourent encore puissamment à détruire
le système des miasmes, dont *Strack*, *Vanswieten* et quelques autres Médecins de nos jours, se
sont montrés les partisans irréfléchis.

Nous avons dit plus haut que tous les remèdes toniques et fortifians fixaient les fièvres par
accès. En effet, il est peu de ces remèdes que
nous n'ayions employé avec des succès plus ou
moins marqués dans le traitement de ces maladies, soit dans les circonstances où nous avons
manqué d'écorce du Pérou, soit dans celles où
ce remède était devenu insupportable aux malades, qui le rejettaient immédiatement après l'a-
voir pris.

La racine de simarouba, dont *Strack* préconise, avec fondement, les bons effets, a opéré
entre nos mains plusieurs guérisons. La serpentaire de Virginie, la zédoaire, l'impératoire, le
vin rouge austère, soit seul, soit chargé de plantes amères (1), la canelle, l'écorce de winter,

____

(1) Le vin amer était le seul remède avec lequel je

I

la thériaque, l'eau thériacale, la teinture de gi-
rofle , le lilium de paracelse , la racine de con-
tayerva , le gingembre , l'eau-de-vie de genièvre,
l'élixir de le Lièvre , les pilules toniques de Bacher , l'élixir de propriété , le globularia alypum ,
sur lequel nous avons donné un Mémoire, la bé-
toine , recommandée par Buchavan ; enfin, tous
les amers et les fortifians ont été employés avec
succès dans le traitement de ces fièvres ; et sur-
tout dans les contrées où elles ne sont qu'intercurrentes, et où , produites par la constitution
marécageuse de l'air, elles ne sont pas rendues
rebelles par la même cause qui les a fait naître.

Mais il est peu de maladies auxquelles l'empi-
risme présente plus de moyens curatifs, que la
fièvre intermittente. Nous allons parcourir ceux
que nous avons vu employer avec succès.

Les amulettes et les talismans sont des moyens
de guérison auxquels les indigènes ont une grande confiance , et qui réussissent quelquefois. Ce
qui prouve combien est grande l'influence du moral sur le physique. En France , des empiriques
prétendent couper les fièvres en écrivant en caractères mystérieux les noms, surnoms et qualités du malade , et en brûlant avec de certain bois
le papier sur lequel ils sont écrits. D'autres, cou-
pent ces fièvres par d'autres procédés aussi extraordinaires. Le magnétisme animal , ce systé-

---

combattais ces fièvres , dans le temps que j'étais Médecin de l'Armée d'Italie.

me ridicule, qui sera gravé en caractères ineffa-
çables dans l'histoire des erreurs médicales, a aussi
guéri des fièvres par accès.

Tous ces moyens curatifs que nous venons de
rapporter, et une infinité d'autres, aussi ridicules, que nous passons sous silence, n'agissent que
dans l'imagination, dont la réaction sur le corps
animal, peut opérer, dans ces maladies, un changement heureux dans le physique. On trouve encore dans *Lind*, dans *Vanswieten*, et dans tous
les Auteurs qui ont écrit sur cette matière, une
infinité de topiques recommandés contre ces fièvres. Enfin, chaque Ville, chaque Village a son
coupeur de fièvres, qui emploie des moyens aussi
extraordinaires et aussi empiriques que ceux que
nous venons de rapporter, et qui réussissent quelquefois.

En Afrique, les indigènes emploient encore les
moyens suivans : Après avoir pris une ou deux
purgations, ou des simples, qui provoquent le
vomissement, ils laissent s'écouler quelques jours.
S'ils sont derechef travaillés par la fièvre, ils se
jettent dans l'eau froide de la mer ou de rivière, dans le moment de l'invasion de l'accès. Ils
y demeurent jusqu'à ce qu'ils tombent en syncope. Dans cet état, on les transporte chez eux,
on les accable sous le poids des couvertures ; ils
éprouvent un accès de fièvre très-violent et proportionné à la violence et au danger de ce remède. Cet accès est ordinairement le dernier.
L'on peut dire que le remède est pire que le mal.

Nous avons cependant appris de plusieurs gens de l'art, dignes de foi, qui avaient voyagé parmi des nations sauvages, que ce moyen curatif, quelque violent et dangéreux qu'il paraisse, était mis en usage dans la plupart des pays qu'ils avaient parcourus.

Celse semble autoriser ce remède violent, par un passage dans lequel il recommande le bain froid. *Celsus laudat, lib.* 3. *cap.* 12. *p.* 142, dit Vanswieten (1), *ut sub expectationem proximæ accessionis in balneum descendat æger, et danda opera ut per tempus horroris in solio sit.*

Le Docteur *Morgan* recommande le bain froid, pour exciter la sueur dans le traitement des fièvres intermittentes. *Senac* rapporte que l'on a vu des Soldats se baigner dans l'eau froide pendant le frisson, et en être guéris.

Un autre remède encore très-accrédité parmi les Africains, peuples nomades, qui vivent sous des tentes qu'ils transportent des bords d'un Etang à l'autre, et par-tout où une terre grasse et humide leur offre d'abondans pâturages, est celui-ci : Ils mangent avec excès, avant l'invasion de la pyrexie, de cette espèce de piment rouge d'Espagne, qu'ils font cuire et qu'ils assaisonnent avec du poivre ou avec d'autres plantes âcres ; ils vont ensuite se mettre au lit ; ils éprouvent un violent accès de fièvre, qui termine leur maladie.

Celse semble encore autoriser cette méthode cu-

---

(1) Tom. 2. p. 480.

rative violente. *Antè accessionem*, dit-il (1), *al-lium edat aut bibat calidam aquam cùm pipere, si quidèm ea quæque assumpta calorem movent qui horrorem non admittit.*

Les indigènes regardent encore le vin et l'eau-de-vie comme d'excellens fébrifuges. Quoique leur religion leur en prohibe l'usage, ils savent cependant se saouler à propos pour se délivrer de leurs fièvres. Il est rare que ce moyen curatif soit employé infructueusement chez les Arabes. Le vin rouge austère serait un de nos meilleurs toniques, un de nos plus puissans cordiaux, si l'homme y était moins accoutumé. Dans plusieurs Villages de la haute-Provence, du Dauphiné et de l'Auvergne, où le vin est très-rare et conséquemment cher, les cultivateurs qui n'en usent pas à leurs repas, ont soin de s'en procurer et d'en tenir quelques bouteilles en réserve, qu'ils n'emploient que comme remède dans certaines circonstances, et sur-tout contre les fièvres intermittentes.

Nous allons encore parcourir quelques moyens curatifs que nous avons vu employer par nos concessionnaires contre cette espèce de maladie bisarre. Plusieurs malades qui languissaient depuis plusieurs années sous le poids de leurs fièvres, qui avaient éludé toutes les ressources de notre art, en ont été guéris en mangeant, avec excès, quelques alimens grossiers et échauffans,

____

(1) *Lib.* 3. *cap.* 12. *p.* 141.

tels que de la morue, des harengs, ou tout autre poisson, qu'ils assaisonnent avec cette pommade d'ail, chérie des Provençaux. On n'oubliera pas de mettre en ligne de compte deux ou trois bouteilles de vin rouge, et à défaut, quelques verres d'eau-de-vie, dont ils aident l'action de ce remède vraiment tonique. Peu d'heures après, ils éprouvaient un violent accès de fièvre qui était le dernier. Quel est l'homme de l'art qui oserait conseiller des moyens curatifs aussi dangereux, aussi violens ?

Mais si le Médecin n'ose ordonner de pareils remèdes en les voyant employer avec succès, il tâche de se rendre raison à lui-même de leur manière d'agir, et il lui reste la persuasion que tout remède fortement tonique, et capable de restituer d'un seul coup, à la fibre, sa première énergie, aux viscères gastriques leur ton, aux humeurs une agrégation plus serrée et plus ferme dans leurs molécules, guérit infailliblement ces fièvres. Les remèdes suivans, que nous avons encore vu employer avec succès, confirment ces inductions.

Un repas fait avec une ou deux livres de fromage le plus fort, et quelques bouteilles de vin, l'eau-de-vie, dans laquelle on fait macérer du poivre ou de la poudre à canon, des araignées écrasées, l'urine du malade, ont encore fixé ces fièvres par accès.

Enfin, nous osons assurer qu'il est peu de genre d'excès dans la nourriture, que nous n'ayions vu opposer avec succès à cette maladie bisarre, contre laquelle les traitemens les plus méthodiques, et le quinquina avaient échoués. Nous disons avec succès ; en effet, nous n'avons jamais vu de malade succomber à ces accès, que nous n'aurions pas osé conseiller. L'efficacité de ces remèdes violens, nous a convaincus que nous sommes trop timides dans l'emploi des toniques et des fortifians. *Sydenham* semble autoriser l'emploi des remèdes les plus énergiques et les plus chauds dans le traitement des fièvres intermittentes. *Opportebit*, dit-il (1), *ut hoc ipsius temporis articulo forti aliquo medicamento utatur cujus eæ sint vires ut uno quasi ictu languescentem illam depurationem potenter moveat et si fieri potest perficiat.*

Il est encore quelques moyens curatifs qui sont employés avec succès. Tels sont les remèdes suivans :

Prenez un jeune poulet en vie ; égorgez-le à la manière accoutumée ; faites - en découler le sang dans une écuelle de bouillon de viande bien chaud ; battez ces deux fluides à mesure que le sang coule, et donnez cette boisson au malade au moment de l'invasion de l'accès. Ce remède, qui provoque d'abondantes sueurs, a guéri sous nos yeux plusieurs fiévreux.

Voici un autre remède dont nous avons été témoin des bons effets. Versez dans une tasse d'une très - forte décoction de café chaud, et, sans y ajouter du sucre, une égale quantité de jus de

---

(1) Tom. 1. p. 57.

citron , donnez cette boisson au fiévreux au moment de l'invasion de l'accès.

Lind (1) rapporte encore plusieurs remèdes empiriques internes et externes. Nous y renvoyons nos lecteurs , pour qu'ils puissent en prendre connaissance , et les employer au besoin.

Voici quelle était notre méthode de traiter ces maladies : Après l'exhibition de l'émétique , et deux ou trois purgations , nous administrions le quinquina dans du vin , ou dans l'esprit-de-vin ; le malade en prenait deux fois par jour ; il avalait immédiatement après un apozème , fait avec les plantes chicoracées , les amers et les aperitifs : la chicorée sauvage , le pissenlit , le cerfeuil , la petite centaurée , la germandrée , la scolopendre , le brusc , l'asperges , etc. , composaient ces apozèmes.

L'usage des apéritifs , associé aux amers , réunit le double avantage de rétablir le ton des viscères gastriques et de s'opposer à la formation des obstructions , qui sont les suites ordinaires de cette maladie. Il est nécessaire que le malade continue l'usage de ces remèdes encore plusieurs jours , lors même que la fièvre a disparu , et qu'il observe de ne rien prendre qui puisse le rafraîchir ; l'expérience ayant prouvé que tous les alimens ou les boissons qui sont capables de relâcher le corps , rappellent les fièvres intermittente qui avaient été fixées.

____

(1) Traité des fièvres intermittentes , dans son Ouvrage sur les Maladies des Européens , tom. 2. p. 186.

Nous ne devons point finir cet article , sans parler du mercure , que l'on a employé dans quelques circonstances pour combattre ces maladies. Nous nous en sommes servis plusieurs fois , d'après les observations des Médecins qui en préconisaient l'efficacité. Les succès n'ont pas répondu à notre attente.

L'opium a encore été mis de nos jours dans la classe des fébrifuges. *Duchanoi* a publié un Mémoire sur son utilité. *Galien*, *Trallien*, *Avicenne*, *Ethmuler*, *Blanchard*, *Wedet*, *Freind*, *Beyrret*, *Thion-de-la-Chaume*, *Schaerlich*, l'avaient aussi employé. Quant à nous , nous l'avons donné sans succès. Nous pouvons même assurer que son usage nous a paru pernicieux. Il jette la fibre animale dans une stupeur et une détente bien opposée à l'état contraire qu'on s'occupe de lui restituer par l'usage des toniques et des fortifians.

Nous ne terminerons point l'article des fièvres intermittentes , sans parler d'une espèce de céphalolgie , ou douleur de tête particulière , qui succède à leur guérison. Elle est tantôt constante et tantôt périodique ; les malades la représentent sous le nom d'un cercle douloureux. Lorsqu'elle est périodique , elle est souvent accompagnée de douleurs aux lombes , et ses retours ont le même type que la fièvre intermittente à laquelle elle a succédé , et dont elle est la suite. Elle exige la continuation des mêmes remèdes qui ont fait disparaître la maladie principale. Si on les néglige, les fièvres intermittentes ne manquent pas de se montrer derechef.

On observe encore tous les jours, dans les pays où ces maladies sont endémiques, qu'au lieu de l'accès, qui ne paraît plus sous sa forme ordinaire, le malade éprouve à la même heure où elle avait coutume de se montrer, des baillemens, des pandiculations, une douleur au dos, un certain mal-aise, et quelquefois le cercle douloureux à la tête, dont nous avons parlé plus haut. Ces symptômes sont des preuves certaines que la fièvre intermittente n'est pas encore radicalement guérie, et nécessitent la continuation des remèdes qui l'ont combattue, c'est-à-dire, du quinquina ou des amers indigènes, si l'estomac ne peut s'accoutumer à l'écorce du Pérou, ce qui arrive très-souvent, comme nous l'avons fait observer plus haut.

Les fièvres par accès sont encore dans quelques circonstances accompagnées de flux bilieux, dissentérique, ou seulement stercoraux. Leur traitement ne diffère, dans cette occasion, qu'en ce qu'il est nécessaire de donner l'ipécacuana au lieu du tartre stibié ; on purge ensuite le malade avec des médecines subastringentes et corroborantes : la rhubarbe n'est point oubliée ; on l'associe au quinquina, qui est lui-même astringent. Nous avons employé, avec beaucoup de succès, dans cette complication de maladie, l'écorce du Pérou en lavement, à la manière d'*Helvétius*. Le simarouba peut être encore associé au quinquina.

Sydenham (1) recommande de purger les personnes qui ont été guéries des fièvres intermittentes. Il prétend même que cette omission est
toujours suivie d'une nouvelle invasion, ou d'une
maladie plus fâcheuse. Nous avons promis de nous
expliquer librement sur l'opinion des Auteurs les
plus distingués qui nous ont précédé et qui ont
traité la même maladie qui fixe notre attention.
Nous ne dissimulerons donc pas que notre pratique ne s'accorde pas sous ce point de vue avec
celle de l'*Hyppocrate* Anglais; nous avons vu dans
plusieurs circonstances des fièvres intermittentes
guéries depuis un mois, attaquer de nouveau des
personnes qui avaient voulu prendre une médecine de précaution; il faut faire observer aussi
que *Sydenham* n'a traité que des fièvres intermittentes épidémiques ou intercurrentes, et non pas
de celles qui sont endémiques. D'ailleurs ce grand
Médecin n'est pas d'accord avec lui-même sur cet
objet, puisque dans sa première lettre (2), il assure que la plus légère médecine, ou un simple
lavement, fait avec du lait et du sucre, sont capables de rappeler la fièvre par accès.

Il est encore de la plus haute importance de
recommander aux personnes qui sont délivrées depuis peu de cette maladie, de ne pas s'exposer
à la rosée du soir ou du matin, et au froid, de
ne pas prendre trop tôt des vêtemens plus lé-

---

(1) *Opera omnia*, tom. 2. p. 302.
(2) *Epist.* 1₄. *Respons.* p. 368.

gers, de ne pas toucher l'eau froide, de ne pas se laver les pieds, de ne prendre aucune boisson ou alimens rafraîchissans, de s'interdire l'usage de l'eau, des fruits aqueux et fondans, acides ou indigestes ; enfin, de suivre un régime de vie analeptique et tonique, sans être incendiaire.

Strack, dans son excellent Ouvrage sur les fièvres intermittentes, justement couronné par l'Académie de Dijon, parle de plusieurs maladies qui, présentant aux yeux de l'homme de l'art des symptômes bien différens que ceux de la fièvre intermittente, ne sont cependant que cette maladie sous des dehors mensongers.

Il est possible, sans doute, qu'elle emprunte des caractères différens que ceux qui lui sont propres ; et quel est l'homme de l'art, familiarisé avec elles, qui n'a pas fait des observations de cette nature ? Mais *Strack* a poussé trop loin son système sur cet objet ; il l'a trop généralisé ; de ce qu'une maladie a cédé à l'usage du quinquina, il ne s'ensuit pas que ce fut une fièvre intermittente masquée. Il est bon cependant qu'un Officier de Santé connaisse son ouvrage. Nous y renvoyons les jeunes Médecins. Que diront-ils en voyant : *febris intermittens ophtalmia ; feb. int. quæ pleuritidem mentitur ; feb. int. sub vomitus figurá ; feb. int. veluti cholera ; feb. int. quæ artritidem mentitur ?* etc. etc. etc.

Nous nous sommes fort étendus sur le traitement de la fièvre intermittente, parce que cette maladie est la plus commune de toutes celles que l'on observe dans le voisinage des eaux stagnantes.

DE LA FIÈVRE PUTRIDE.

La fièvre putride est encore endémique et commune dans les pays marécageux. Il en est de deux sortes ; la continue, et la rémittente.

Dans la première, les exacerbations sont très-peu marquées et presqu'insensibles ; dans l'autre, les redoublemens et les pyrexies sont très-remarquables, soit par leur durée, soit par la régularité de leur type, soit enfin par le frisson qui les précède quelquefois ; en quoi elles ont la plus grande analogie et les rapports les plus directs avec les fièvres intermittentes. Il n'est pas rare (je l'ai fait observer plus haut) que ces fièvres ne prennent, après quelques accès, le caractère des intermittentes, et qu'elles conservent le même type qu'elles présentaient lorsqu'elles paraissaient être rémittentes. Le type des pyrexies est ordinairement celui de la tierce ou de la quotidienne.

Cette maladie s'annonce plusieurs semaines avant son invasion par l'inappétence, l'amertume de la bouche, une pesanteur ou faiblesse à la région de l'estomac, des rapports nidoreux, le sédiment de la langue, la prostration des forces, une certaine anxiété, quelquefois la diarrhée, l'altération de la couleur du visage et une légère teinte jaunâtre dans la conjonctive. Il se manifeste ensuite des douleurs de tête, une pesanteur à la région lombaire , quelquefois des coliques , des nausées , le vomissement de matières bilieuses et d'un goût amer , enfin le frisson et la fièvre. Dans quelques occasions , la fièvre n'est pas précédée de frissons ; mais la céphalalgie l'accompagne communément. Telle est la série des symptômes précurseurs de la fièvre putride. Il est rare qu'on ne rencontre leur réunion dans la plûpart des personnes qui en sont attaquées.

Parcourons ceux qui la caractérisent d'une manière plus particulière ; établissons les variétés qui les différencient , qui sont quelquefois remarquables , et qui nécessitent un traitement différent.

Elles consistent principalement , en ce que les unes sont caractérisées par une chaleur brûlante , par un pouls roide , dur et tendu , par une grande sécheresse à la peau , sur-tout dans le principe de la maladie , par la rougeur à la face , par une soif remarquable , par un flux de ventre dyssentérique , d'autres fois de constipation , d'insomnies. Les urines sont rouges , et déposent tantôt un sédiment blanc et tantôt rougeâtre ; on observe encore la céphalalgie , des hémorragies , un délire plus ou moins violent. Ces symptômes caractérisent sans doute la vraie fièvre putride bilieuse. *Tissot* l'avait observée à Lausanne , et il nous en a transmis l'histoire détaillée.

L'autre espèce de fièvre putride , soit continue , soit rémittente , présente des symptômes moins phlogistiques et moins allarmans en apparence , moins de chaleur , moins d'orgasme , la molesse du pouls, une transpiration abondante, l'humidité de la peau, la fréquence ou la facilité des déjections, des urines belles et crues ; la maladie suit sa marche avec régularité, poursuit ses périodes et la série de ses pyrexies si elle est rémittente ; si elle est continue la fièvre est constamment la même. Il survient souvent dans son cours de petits épiphénomènes qui sont des anomalies, et quelquefois des complications, mais qui ne sauraient changer ni faire méconnaitre leur vrai caractère.

Ce sont tantôt des vomissemens spontanés de matières bilieuses, tantôt une diarrhée imprévue, tantôt des pyrexies plus chaudes et auxquelles l'on est obligé d'opposer la saignée, tantôt une complication catharrale ou pleurétique, sur-tout dans l'hiver ou le printemps ; mais leur plus longue durée est de vingt jours.

Le prognostic se déduit de la gravité des symptômes du tempérament du malade, de la santé dont il jouissait avant leur invasion. Nous avons fait observer plus haut qu'il y avait deux espèces de fièvres, l'une vraiment continue et caractérisée par l'uniformité du pouls, la moiteur de la peau ; l'autre présentant un caractère de rémittence bien prononcé, et qui, se prolongeant quelquefois dans la convalescence, dégénère en fièvre intermittente de longue durée.

La fièvre putride continue est celle dont le caractère est plus obscur, la marche plus insidieuse, et le prognostic le plus fâcheux. C'est celle qui dégénère quelquefois en fièvre maligne *mali moris*, et sur-tout lorsqu'avec des symptômes graves, le pouls n'est pas fort développé et paraît dans l'état naturel, qu'il se manifeste des frissons accompagnés de syncopes auxquelles ne succède aucune exacerbation, que l'état du pouls reste constamment le même après ces frissons et ces syncopes.

Lorsqu'au contraire on observe des fièvres putrides caractérisées par des exacerbations et des rémissions bien marquées, quelqu'intense et chaude que soit la pyrexie, le pronostic en est moins fâcheux. L'observation suivante prouve qu'elles peuvent cependant, ainsi que la putride continue, dégénérer en fièvres malignes, et combien l'on doit être réservé dans le pronostic.

Messié et Barthelemy, patrons pêcheurs, étaient attaqués l'un et l'autre d'une fièvre putride rémittente durant l'été ; malgré la régularité de la marche de cette maladie, elle ne laissa pas que de prendre vers le quinzième jour, le caractère de la fièvre maligne ; le pouls s'affaissa, la chaleur disparut, la sueur devint froide ; (symptôme vraiment mortel) la maladie se prolongea chez le premier jusqu'au 27ᵉ. jour ; chez le second, elle se termina le 25ᵉ. ; leur peau devint ictérique, ils tombèrent dans un état de délire sourd et de somnolence, il survint une diarrhee bilieuse et putride, la poitrine s'engorgea ; ils succombèrent l'un et l'autre.

Une pratique très-étendue de six années dans
un

un Hôpital toujours rempli de fiévreux (1) ne m'a fourni que ces deux exemples de cette malheureuse conversion de la fièvre putride rémittente, tandis que j'ai observé en plus de cent occasions, soit en Barbarie, soit dans les Hôpitaux de l'Armée d'Italie, cette fatale dégénérescence de la putride continue.

Nous avons fait remarquer plus haut que, relativement à l'intensité et à la chaleur des symptômes, les fièvres putrides, soit continues, soit rémittentes, offraient plus ou moins de dangers.

L'état du pouls, dans ces fièvres, motive encore des prognostics différens. L'intermittence de l'artère est un mauvais signe, sans doute ; mais il n'est pas toujours mortel.

La quantité des matières rejettées par le vomissement naturel ou provoqué par l'art, fait encore porter un jugement plus ou moins fâcheux sur la terminaison de la maladie. Plus la couleur de ces matières approche de la noire, et plus la maladie est ou deviendra grave.

La couleur noire de la langue, lorsqu'on s'est assuré qu'elle ne provient d'aucun remède pris auparavant, est encore un signe incontestablement mortel, et qui ne nous a jamais trompé.

La couleur noire des lèvres et des mains, est encore un mauvais symptôme, sans être cependant mortel.

Un délire sourd, ou pour mieux dire, de légères absences d'esprit, réunies à un état de som-

------

(1) De la Cale, en Afrique.

K

nolence, sans être des signes d'une maladie mortelle, sont cependant bien plus dangereux qu'un délire violent et soutenu.

Les déjections d'une odeur cadavéreuse, sont d'un très-mauvais augure.

Enfin, l'état du visage et des yeux, font porter à un Médecin exercé, des prognostics certains, et qui prouvent que la Médecine n'est pas une science aussi incertaine et conjecturale que le prétendent ses détracteurs.

Le traitement de ces maladies doit être varié suivant l'âge, le sexe, le tempérament et les forces du sujet, et encore suivant les différences que nous avons fait observer plus haut ; la saignée est quelquefois nécessaire dans l'invasion de ces fièvres putrides continues, ou rémittentes, lorsque le malade est jeune et pléthorique, qu'il y a rougeur à la face, dûreté, tension dans le pouls, douleur de tête grave, ou délire ; mais on doit être très-reservé dans l'emploi de ce moyen curatif ; l'on ne doit point perdre de vue que la fièvre est un effort que fait la nature pour se rétablir dans l'ordre de ses lois, pour effectuer la coction de la matière morbifique. D'après ces données, on ne doit point priver la nature de ses ressources précieuses en l'affaiblissant par des saignées trop répétées ; une suffit ordinairement, et si l'on se permet de faire saigner une seconde fois, ce ne peut être que chez les tempéramens les plus chauds et les plus sanguins. Si l'on n'est parcimonieux des saignées dans le voisinage des eaux stagnantes, que l'on s'attende

à voir bouffir ses malades dans leur convalescence, que l'on ne soit pas étonné que la fièvre putride dégénère en intermittente de longue durée.

Après l'invasion des premiers symptômes, lorsque l'effervescence fébrile a été modérée, soit
par une saignée, soit par une diette rigoureuse
et austère, (le bouillon de viande étant entièrement proscrit pendant les premiers jours) soit
par une boisson plus ou moins incisive et délayante, (sans être trop anti-phlogistique (1))
suivant l'intensité et la chaleur des symptômes,
le génie plus ou moins inflammatoire de la maladie, il est indispensable de recourir à l'émétique, donné non en lavage, mais dissous dans
cinq ou six cueillerées d'eau commune. Il n'y a
que dans le traitement de la fièvre vraiment bilieuse, accompagnée d'une fièvre considérable,
de chaleur à la peau, ou chez quelques tempéramens délicats et irritables, qu'on doit le donner en lavage, c'est-à-dire, noyé dans trois verres d'eau.

On portera encore son attention à ce que l'on
n'aide le vomissement avec de l'eau tiède, que
lorsqu'il aura commencé, et que le malade aura
rejetté quelques gorgées de matières jaunâtres et
amères; c'est sur-tout dans ces maladies que ce
remède, vraiment précieux, administré avec les

____

(1) La méthode anti-phlogistique que le charlatan d'Arles, a tant préconisée, doit être éconduite dans ces circonstances.

attentions que nous recommandons , produit les plus heureux effets , en déterminant par le haut et quelquefois par les selles , l'évacuation d'une quantité étonnante de matières ærugineuses , jaunes , verdâtres , noirâtres même. Nous avons vu des malades en rejetter avec tant d'abondance , que nous en étions nous-même surpris ; car singulièrement attaché à nos devoirs , logé dans l'Hôpital , ne nous reposant pas entièrement sur des Chirurgiens , souvent distraits par des occupations étrangères , ou sur des infirmiers négligens et infidèles , nous faisions au moins deux visites dans la matinée, autant dans l'après-midi , et une dans la nuit ; nous voulions tout voir par nous-même ; rien n'échappait à notre perspicacité et à notre surveillance ; nous mettions à profit nos fautes même ; nous nous éclairions de nos propres observations, que nous rédigions tous les soirs ; leur réunion formait deux grands vol. *in-4°*.

Nous avons donc observé que l'émétique remplit très-bien l'indication curative la plus pressante , qui consiste à enlever cette surabondance de matières bilieuses et hostiles, à l'effervescence et à la turgescence desquelles nous avons justement attribué la cause prochaine de ces maladies putrides. Il a encore l'avantage de ranimer l'action des solides , de broyer et de diviser les humeurs stagnantes , de rétablir les excrétions et les sécrétions. Tous les Médecins qui ont écrit sur ces maladies , d'après les lumières de l'observation , en ont éprouvé les bons effets , et en préconisent l'usage. *Pringle , Lind , Monro , Sy-*

(149)

denham, *Hoffman*, *Vanswieten*, *Salius Diversus*,
Richa, *Fernel*, *Torti*, *Werlof*, *Bertin*, *Lucadou*, *Chirac*, et sur-tout *Lancisi*, en recommandent l'administration.

Sanè vomitorium propinare, dit *Sydenham* (1),
*adeò necessarium est, ut nisi humor ille expella-
tur, in sentinam complurium malorum difficilium
sit habiturus.*

Tincturam emeticam imparo, dit *Lancisi* (2),
ex croco metallorum per vinum album elicitam.

Cette pratique vigoureuse et mâle, n'est pas
celle que nous suivons en France. Nous craignons
toujours de le donner à trop hautes doses ; et à
force de le ménager et de l'affaiblir, nous ren-
dons ses effets nuls.

L'exhibition de l'émétique est si nécessaire,
qu'il nous est arrivé de le donner une seconde
fois après quelques jours d'intervalle ; on donne
la préférence à l'ipécacuana, lorsqu'il y a diarrhée ou flux dyssentérique ; hors ce cas, le tartre stibié remplit mieux l'indication curative.

Le temps d'administrer ce remède, mérite encore quelqu'attention. L'on a vu plus haut que
des Médecins, dont l'autorité est d'un très-grand
poids, donnaient l'émétique un moment avant
l'invasion de l'accès des fièvres intermittentes-pu-
trides, persuadés que dans cet instant la matière
morbifique et les matières bilieuses étaient plus

____

(1) Tom. 1. p. 31.
(2) *De noxiis pal. effluv.* p. 343.

mobiles et dans un état de coction ; *Sydenham*
est du nombre de ces Médecins. On peut encore suivre, sans danger, cette pratique dans le
traitement de la fièvre putride continue, et même dans la rémittente, qui ne présente pas des
symptômes trop intenses, des exacerbations trop
violentes. Mais dans la vraie fièvre putride bilieuse, accompagnée de dureté dans le pouls, de
sécheresse à la peau, de rougeur à la face, il
y aurait de l'impéritie à donner l'émétique quelques instans avant l'invasion de l'exacerbation.
Le vrai temps de l'administration de ce remède,
est deux ou trois heures après la cessation totale
de la pyrexie.

Nous respectons assurément beaucoup l'autorité de *Sydenham*, mais notre méthode curative
est bien opposée à la sienne dans le traitement
de la maladie qui fixe notre attention. Après avoir
donné l'émétique, l'*Hyppocrate* Anglais laisse
écouler quatorze jours sans ordonner de purgatifs ; son intention est de laisser opérer la coction de la matière morbifique.

Nous avons constamment observé que ces maladies, traitées de cette manière dans les campagnes, ou par les Chirurgiens, en notre absence, dégénéraient en fièvres malignes, dont l'issue était souvent funeste ; la médecine expectante ne saurait convenir dans le traitement de
ces sortes de fièvres ; et nous sommes persuadés
que tous les Médecins qui écriront sur ces maladies, se réuniront pour improuver à ce sujet,
soit l'opinion de *Lancisi*, qui ne parle que fai-

blement , et avec indifférence , des avantages de l'émétique , soit celle de *Sydenham* , qui recommande une oiseuse et dangereuse expectation de quatorze jours après l'exhibition de ce remède , qui , donné dans les premiers jours , juge souvent ces maladies , et empêche leur fatale conversion en fièvres d'un plus mauvais caractère ; d'ailleurs , ce grand Médecin ne semble-t-il pas être en contradiction avec lui-même , lorsqu'il dit (1) : *non multùm is à veritatis scopo aberraverit qui affirmaret ab hoc capite (purgandi scilicèt post morbos autumnales omissione) pluricem morborum colluviem dependere.*

Le jour que l'on a donné l'émétique , il convient d'ordonner le soir un parégorique ; c'était la méthode de *Sydenham* , c'était celle de *Lancisi* , c'est celle de tous les Médecins éclairés. *Paregoricum semper sub noctem exhibeo* , dit *Lancisi* , p. 343 , *ut tumultus ab emetico inductus sedetur.*

Vesperi , celebratá jàm vomitione , semper illud ago ut tumultum ab emetico in humoribus excitatum consopiam , et quietem conciliem , ideoquè sub noctem vel horá somni paregoricum quempiàm haustum exhibere jubeo. Sydenham , tom. I. p. 33.

Les lavemens émolliens remplissent encore la même indication. Un Médecin prudent ne négligera pas d'en ordonner , soit pour appaiser le tumulte et l'irritation produite par l'émétique ,

----

(1) Tom. I. p. 38.

soit pour entraîner les matières hostiles qu'il **a** détachées du ventricule.

Après l'exhibition de l'émétique, on peut donner un ou deux jours de relâche au malade; mais il est absolument nécessaire de recourir le troisième jour aux purgatifs, que l'on proportionnera à la nature de la maladie, au tempérament, à l'âge, aux forces du sujet, et à la nature des symptômes.

Dans le traitement des fièvres putrides bilieuses, où l'on observe beaucoup de chaleur dans les viscères, et d'effervescence dans les humeurs, les purgatifs doivent sans doute être choisis dans la classe des plus doux. La casse, la manne, la crème de tartre, les follicules, la polipode de chêne, et sur-tout les tamarins, doivent être préférés et noyés dans beaucoup de véhicule.

Mais dans les fièvres putrides, soit continues, soit rémittentes, où le pouls est mollasse, les sueurs abondantes, la fibre lâche, les évacuans doivent être plus énergiques; nous avons éprouvé très-souvent la nullité et même le danger de ces purgations trop bénignes et trop légères. Les sels d'epsom, de glauber, de la Rochelle, les follicules, le séné, la manne, le jalap, la poudre cornachine, le sel polycreste, le mercure doux, les préparations aloétiques méritent une juste préférence; c'est la méthode curative des Médecins Anglais, elle est préférable à la nôtre; oui, nos minoratifs doux et nos laxatifs, ne font que glisser sur ces matières visqueuses et saburrales, et sont incapables de les carder; il faut d'ailleurs soutenir le ton et le mouvement périsltaltique du canal intestinal qui tend à se relâcher et à fléchir, et qui est quelquefois devenu anti-périsltaltique, suivant l'opinion de *Sydenham* (1). Les cathartiques remplissent très-bien cette indication; ce célèbre Médecin les recommande, et sur-tout les pilules cochées majeures (2).

On réitère les purgations deux ou trois fois, en laissant entre chaque médecine un jour d'intervalle, et même davantage, suivant la marche de la maladie et les épiphénomènes qui peuvent survenir. On remédie aux symptômes occurrens, suivant l'exigence des cas. Les cordiaux, les stimulans, et sur-tout l'emplâtre de vésicatoire, combattent les faiblesses et les syncopes; les béchiques sont opposés à la complication catharrale, qui a lieu quelquefois durant la saison froide; on emploie la saignée contre des exacerbations insolites et inattendues.

Lorsque les premières voies ont été suffisamment évacuées, il est temps alors de recourir aux toniques et aux amers, pour empêcher que les maladies ne dégénèrent en fièvres intermittentes. Le quinquina tient sans doute le premier rang parmi les toniques; il rétablit le ton des viscères gastriques et de la fibre animale, et donne aux humeurs une agrégation plus serrée et plus ferme dans leurs molécules, et remédie à cet état

---

(1) Tom. 1. p. 44.
(2) Tom. 1. p. 45.

des humeurs, que *Richer* a parfaitement peinte dans son Traité *de tenuitate humorum temerè laudatâ*.

Les acides que nous trouvons préconisés dans plusieurs Auteurs, ne peuvent être de quelque utilité que dans les fièvres putrides bilieuses, accompagnées d'ardeur, de chaleur dans les viscères ; elles sont assez rares dans les lieux palustres, et tiennent beaucoup plus au temperament de quelques individus, qu'aux localités.

Dans ces circonstances, les acides appaisent l'orgasme et la turgescence des fluides, et sont d'un très-grand secours ; mais dans les fièvres vraiment putrides, où les pouls est molasse, les sueurs abondantes, où tout annonce la détente dans les solides, les acides ont constamment fait dégénérer, sous nos yeux, ces maladies en fièvres intermittentes rebelles, et bientôt accompagnées d'œdèmes aux extrémités inférieures.

Observation. Les Citoyens M. L. et Giraud, Officiers dans les Comptoirs de la Comp^e. d'Afrique, étaient attaqués d'une fièvre putride continue ; après avoir pris l'émétique et une purgation, ils firent usage de la limonade bouillie, par les conseils d'un des Chirurgiens du Comptoir. Nous leur prédîmes que leur maladie dégénérerait en fièvre intermittente, ce qui ne manqua pas d'avoir lieu, et bientôt les extrémités inférieures furent œdématiées ; il fallut recourir aux toniques et aux apéritifs les plus puissans. Le Citoyen L. ne put se délivrer de ces fièvres, qu'en repassant en France.

(155)

Autre. Le nommé Astufel, d'un tempérament bilieux-sanguin, travaillé d'une fièvre putride rémittente, après avoir été suffisamment purgé et tenu à l'usage de l'eau de poulet, acidulée avec le jus de limons, par le conseil d'un Chirurgien en qui il avait beaucoup de confiance, eut une convalescence longue et accompagnée d'œdèmes; la fièvre rémittente prit le caractère d'intermittente quotidienne. Sous peu de jours les extrémités inférieures, les cuisses, les testicules, le bas-ventre même enflèrent, les urines ne coulèrent qu'avec parcimonie. Le quinquina, donné de toutes les manières, devenait inutile. Nous lui associâmes les pilules toniques de Bacher, un régime fortifiant. Les urines commencèrent à couler avec plus d'abondance, les bouffissures se dissipèrent peu-à-peu; les accès de fièvre s'affaiblissaient à mesure que les eaux s'écoulaient et que la fibre reprenait son ton et son énergie. Dans l'espace de deux mois, cet homme, victime de la méthode anti-phlogistique, fut rendu à ses occupations.

Les acides ne sont pas moins pernicieux aux personnes saines, qu'aux malades, dans les lieux humides et palustres, quoiqu'en aient écrit et pensé plusieurs Médecins, sur la foi d'autres Auteurs qui, comme eux, avaient écrit leurs idées au coin de leur cheminée, et non au flambeau de l'expérience.

Observation. Dans le printemps de l'année 1777, cinq Officiers ou Commis, ayant fait une bonne provision de limons, se réunissaient toutes les après midi , et se désaltéraient avec cette boisson, qu'ils jugeaient très-salutaire. Nous leur prédîmes qu'ils seraient les premiers attaqués des fièvres intermittentes ; en effet, sous peu de jours l'un d'eux fut travaillé des fièvres par accès ; les quatre autres ne tardèrent pas à s'aliter ; ils essuyèrent la fièvre putride, modifiée suivant leur tempérament : elle céda à l'usage des purgatifs et des toniques.

Enfin , l'usage des acides et des anti-phlogistiques est si pernicieux dans les contrées palustres , que nous n'avons jamais vu entrer tant de malades à l'Hôpital dont nous étions chargé , que dans les circonstances où , par l'effet de la guerre des Insurgens , le vin manqua absolument dans ces Comptoirs. Nous avons déjà fait cette observation. Que l'on apprécie , après cela , le cas que l'on doit faire , dans les pays chauds et marécageux , de la plate théorie des nerfs-parchemins de l'empirique d'Arles (1) , et de la pratique meurtrière et facile qui en est le résultat nécessaire.

Si l'on compare les bons effets des boissons légèrement toniques , telles que les décoctions faites avec les plantes chicoracées , la ptisanne vineuse , avec les acides et les anti-phlogistiques , il ne reste plus de doute sur le danger de ces derniers qui , cependant, pris avec modération dans quelques fièvres ardentes et bilieuses, sont vraiment utiles , et même nécessaires.

____

(1) Traité des vapeurs.

(157)

Les vésicatoires offrent un secours bien puissant dans le traitement des fièvres putrides , lorsqu'il y a tendance à la léthargie , à la somnolence , et prostration des forces ; la nature est insuffisante pour subjuguer le principe morbifique., Les mouches cantharides appliquées aux molets et sur-tout à la nuque , relèvent les forces abatues ; elles sollicitent , favorisent et soutiennent la réaction du principe vital , qu'elles stimulent , enfin elles provoquent l'évacuation des humeurs morbifiques.

Dans le traitement des fièvres putrides vraiment bilieuses , le vésicatoire est moins nécessaire , parce que ces maladies offrent ordinairement une chaleur intense et orgasme , et parce que le principe vital a plutôt besoin d'être modéré qu'excité ; mais il est cependant des circonstances où , pour détruire une disposition comateuse , la saignée , les délayans , les acides associés au quinquina , sont insuffisans. Il est absolument nécessaire d'ouvrir une issue à la matière morbifique qui s'est portée au cerveau ; on obtiendra cet effet , par l'application des ventouses scarifiées , remède héroïque , et qui est malheureusement tombé en désuétude ; disons mieux , dans le discrédit. C'est le seul remède qui soit indiqué dans ces circonstances : car si l'on se sert des mouches cantharides , on a beau corriger leurs effets incendiaires avec le camphre , elles augmentent l'effervescence et l'orgasme , donnent une nouvelle intensité à la fièvre , exaspèrent tous les symptômes , et jettent le malade dans le plus grand danger.

Si nous n'avions contracté, depuis le commencement de ce Mémoire, envers nos Juges, l'obligation d'être court, nous rapporterions plusieurs exemples funestes de cette pratique inconsidérée, et les avantages des ventouses scarifiées, ou de tout autre exutoire autre que les cantharides, dans le traitement des fièvres bilieuses. Ces fièvres putrides, sont souvent vermineuses dans le voisinage des lieux palustres; et tous les Médecins qui ont écrit avant nous sur cette matière, ont fait la même observation. En effet, les malades rendent souvent, dans leurs déjections, des vers lombricaux, cucurbitains, ou des pelotons d'ascarides. Dans ces circonstances, on associe, avec succès, aux purgatifs, les anthelmentiques, tels que le sémen-contra, l'émitocorton, et sur-tout le mercure doux, à des doses modérées.

Dans la saison froide, ces fièvres putrides présentent souvent une complication catharrale, qui ne doit jamais faire perdre de vue l'état des premières voies, et la maladie principale; la toux et l'oppression, et quelquefois les crachats sanguinolens ou rouilleux, sont symptômatiques. Si l'on craint d'avoir recours aux émétiques, on doit hardiment purger, et donner ensuite des béchiques incisifs, parmi lesquels le kermès minéral a toujours produit de bons effets, et sur-tout ordonné à hautes doses, pour qu'il agisse en qualité d'émétique ou de purgatif.

Nous trouvons à ce sujet, dans notre *Diarium*

practicum paludosum, deux observations bien précieuses, que nous allons rapporter.

Observation. Le nommé Achard, Patron corailleur, d'une habitude de corps moyenne, d'un tempérament bilieux-sanguin, était attaqué d'une fièvre putride rémittente-catharrale ; il avait été purgé plusieurs fois ; nous soutenions le ton de la poitrine et l'expectoration, avec des béchiques puissans, tels que l'oximel scillitique, l'antimoine diaphorétique, les sucs de bourrache et de cerfeuil, et le kermès minéral à petites doses ; nonobstant cette méthode curative, la poitrine s'engorgea, le rale survint ; je fis ajouter à sa potion béchique, six grains de kermès minéral ; ce remède était à prendre, *cocleatim*, il agit comme émétique : ce malade vomit beaucoup de matières bilieuses et amères, et d'un jaune foncé ; dès l'instant il se trouva mieux, et dans quelques jours il fut parfaitement guéri.

Autre. Le nommé Ricaud, Corailleur, âgé de 40 ans, d'un tempérament sanguin-bilieux, fut attaqué, dans le mois de Février 1777, d'une fièvre putride continue, avec complication catharrale ; deux purgations et l'usage des béchiques, n'avaient pu empêcher l'engorgement de la poitrine ; la suffocation et le rale faisaient des progrès sensibles ; nous fîmes ajouter à sa potion béchique, deux grains de tartre stibié, on continua à la lui donner, *cocleatim*, de demi-heure en demi-heure ; ce remède agit comme émétique, et plus encore comme purgatif : le malade vomit quelques matières jaunes et amères, il rendit par les selles une quantité considérable de ces mêmes matières; trois heures après, la suffocation et le râle se dissipèrent.

Mon père, Praticien aussi heureux que distingué, a donné, avec le plus grand succès, l'émétique dans des maladies catharrales désespérées: mais pour frapper de pareils coups, il faut avoir blanchi auprès des malades et dans les Hôpitaux.

Dans ces fièvres putrides catharrales, soit continues, soit rémittentes, il faut être de la plus grande circonspection dans l'emploi de la saignée, et verser le sang à regret. L'affaissement de la poitrine, le râle et la mort, sont les suites de cette méthode cruelle, qui ne sait guérir qu'avec la lancette.

Dans le printemps, ces fièvres continues ou rémittentes, présentent souvent une complication inflammatoire bien insidieuse. On croirait d'avoir à traiter des pleurésies ou des péripneumonies vraies; mais ce ne sont que des pleurésies et des péripneumonies putrides ou bilieuses, et constamment symptômatiques. La maladie principale et essentielle, est la fièvre putride.

Nous avons recueilli beaucoup d'observations sur cette maladie et cette complication, pendant notre séjour dans les contrées palustres de l'Afrique, et dans notre patrie, où ces pleurésies symptômatiques sont fort communes; ce qui les fait distinguer et les caractérise, c'est sur-tout la molesse du pouls, la facilité de la transpiration et de l'expectoration, la rémittence de la fièvre, la régularité

régularité de ses exacerbations, l'abondance des crachats, leur qualité : ils sont en effet ou rouilleux, ou bilieux. Le traitement est à-peu-près le même que celui de la fièvre putride, dont elle n'est qu'une modification ; une ou deux saignées sont ordinairement suffisantes ; on purge ensuite le malade vers le quatrième ou le cinquième jour : on choisit de préférence le jour de la rémission pour administrer les évacuans ; on sollicite et on soutient l'expectoration par des béchiques plus ou moins énergiques, suivant l'état de la poitrine et celui du pouls, et l'exaltation du principe vital.

Il est bien rare que la pleurésie et la péripneumonie putrides, ainsi traitées, aient des suites funestes ; mais si l'on néglige d'ordonner des purgatifs, vers le cinquième jour le malade court le plus grand danger.

Observation. Jean l'aîné, infirmier de l'Hôpital, âgé de 45 ans, d'un tempérament sanguin, fut attaqué d'une péripneumonie putride en 1777 ; je le traitai de la manière ci-dessus détaillée, il fut bientôt guéri. Deux ans après il fut encore travaillé de la même maladie. J'étais absent. On le saigna cinq ou six fois ; on se contenta de lui donner des délayans et quelques béchiques. La poitrine s'engorgea, le râle survint ; il sucomba le douzième jour.

Autre. Son frère le cadet, âgé de 40 ans, fut attaqué, l'année suivante, de la même maladie ; ses chachats étaient plus bilieux que sanguinolens ; une seule saignée, deux minoratifs, et les

L

béchiques les plus ordinaires, triomphèrent de cette peripneumonie.

Autre. Sicard *dit* la Cariole, Antoine Rey, cultivateurs ; les cit. Bremond , septuagénaire ; Saurin , tisserand et sexagénaire , m'offrent des observations sur la même maladie : ce dernier, ainsi que Sicard , furent guéris, sans qu'il fut nécessaire de recourir à la saignée : il est inutile de rapporter en détail ces observations.

Lorsque la douleur de côté ne cède pas à ce traitement, on fait appliquer un emplâtre de vésicatoire sur le siège de la douleur : il est rare qu'elle résiste à ce topique.

La fièvre putride offre encore très-souvent, et sur-tout pendant les chaleurs de l'été, une complication dyssentérique. *Lancisi* avait fait, long-tems avant nous, cette observation, que *Pringle. Lind, Monro, Colombier, Zimmerman, Thion-de-la-Chaume* et *Daignan* , ont vérifiée. C'est donc la dyssenterie putride qui établit son empire dans les lieux humides et palustres. Nous avons bien observé quelques dyssenteries bilieuses ; mais elles sont, avec les putrides , dans le rapport d'un à dix, d'après notre *Diarium practicum paludosum.* Ces dernières exigent un traitement bien différent. Il est connu de tous les Médecins.

La fièvre putride dyssentérique exclut la saignée ; les lavemens émolliens et les anodins, sont des secours préparatoires. L'ipécacuana devient ensuite d'une nécessité absolue, soit pour enlever la saburre qui croupit dans les viscères épigastriques, soit pour rétablir leur énergie et leur ton. *Lancisi* s'en servait avec succès, pour remplir cette double indication. *Zimmerman* et *Daignan*, qui ont observé si souvent cette espèce de dyssenterie, préconisent, avec raison, son efficacité. Nous ne l'avons jamais employé, (et nous l'avons employé très-souvent, soit en Afrique, soit dans l'Armée d'Italie) sans en retirer des avantages marqués. On connaît les succès qu'en avait obtenus *Helvétius*. Il est des circonstances où il convient d'y ajouter un grain de tartre stibié. On ordonne ensuite un ou deux purgatifs, dans lesquels les astringens, tels que la rhubarbe, les mirobolans, etc. ne sont point oubliés ; on s'occupe enfin à rétablir le ton de l'estomac et du canal intestinal , par des fortifians associés aux astringens. Le quinquina, joint au simarouba, a mérité, par ses succès, une juste préférence sur tous les autres remèdes.

« Quant aux dyssenteries , dit *Thion-de-la-*
» *Chaume* (1), ce sont les putrides qu'on a le
» plus souvent à traiter ; les vomitifs y font des
» merveilles ; les purgatifs réussissent également;
» les boissons aigrelettes , les hypnoptiques don-
» nés avec ménagement , même après l'évacua-
» tion des premières voies, les lavemens muci-
» lagineux , un régime végétal , le simarouba,
» la cascarille , achèvent ordinairement de les
» dompter. »

____

(1) *Lind.* Maladies de Européens, tom. 1. p. 41.

Mais comme sur cette matière on ne peut rien ajouter à ce qui a été écrit par *Zimmerman*, nous y renvoyons nos Lecteurs.

DE LA FIÈVRE MALIGNE.

La fièvre maligne est encore endémique dans les contrées marécageuses. Ce n'est point la durée de cette maladie qui nous oblige à lui donner le nom de maligne ; c'est la nature, la gravité, l'intensité, le caractère insidieux de ses symptômes, qui, selon nous, doivent lui mériter ce nom. Notre *Diarium paludosum* nous offre la plûpart des fièvres malignes qui ont été décrites par les différens Auteurs, et sur-tout par *Lancisi*, *Rouppe*, *Prosper Alpin*, *Grant* et *Vanswieten* ; mais elles peuvent toutes être rapportées aux deux espèces suivantes :

Dans l'une, le principe vital paraît trop exalté. La nature met, en attaquant la cause morbifique, une énergie qui peut lui nuire, et qu'il est utile de modérer. Il y a fièvre intense, chaleur à la peau, tension dans les solides, ataxie dans les esprits animaux.

Dans l'autre espèce, la nature languit. Elle est opprimée par la cause morbifique. Elle succombe infailliblement, si l'art ne lui présente une main favorable. Le principe vital est comme engourdi, sa réaction est devenue impossible, les solides sont dans un état de détente qui rend leurs oscillations faibles et insuffisantes. Les humeurs stagnent et menacent tous les viscères. Dans l'une et l'autre espèce de fièvre maligne , on observe quelquefois des pétéchies, des engorgemens phlegmoneux sur différentes parties , eufin des parotides.

Il n'est pas rare de voir , dans les contrées palustres , une fièvre intermittente simple , ou une fièvre putride , prendre , après quelques jours , le caractère de la fièvre maligne. *Hyppocrate* (1) avait fait la même observation. C'est sur-tout l'intermittente , que nous appellons insidieuse , et la putride continue, qui prennent quelquefois ce caractère délétère.

Observation. Chez Pierre Benet' et Antoine Claris, gens de force , des fièvres intermittentes , que *Torti* appelle , avec fondement , pernicieuses , et *Sydenham* , *mali moris* , dégénérèrent en malignes , par l'effet d'une expectation inconsidérée dans leur traitement.

Lorsque la fièvre maligne ne suit pas cette marche obscure , elle s'annonce plusieurs mois à l'avance par l'inappétence , l'amertume de la bouche , le sédiment de la langue , des douleurs d'estomac , un certain mal-aise , la pesanteur des extrémités inférieures , une légère couleur jaune et ictérique dans la conjonctive , par des frissons accompagnés de moiteur à la peau. *Hyppocrate* avait observé que ce dernier symptôme trompait rarement , et caractérisait la prochaine invasion de la fièvre maligne. *Qui subindè inhorescunt et*

______

(1) 7ᵉ. Epidémie.

L 3

sæpè tenui sudore corripiuntur , ii malignæ ha-
bent (1). Dans cet état des choses, l'on peut
étouffer dans son berceau la maladie qui va naître , en donnant l'émétique à haute dose ; mais
il faut trouver des malades raisonnables et éclairés. Nous avons cité plus haut plusieurs observations à l'appui de cette assertion.

Plus l'invasion de la fièvre maligne est prochaine , et plus on observe de ces symptômes réunis , et plus ils acquièrent d'intensité. Le regard
devient enfin triste ; un léger frisson, accompagné de céphalalgie , et de douleurs dans tous les
membres , une fièvre plus ou moins intense , suivant le caractère et l'espèce de fièvre maligne
dont le sujet va être attaqué , forment les premiers symptômes de cette cruelle maladie. Souvent elle se présente sous les dehors les plus flatteurs et les plus séduisans. On serait tenté de
prononcer que ce n'est qu'une fièvre putride simple ; mais les symptômes acquièrent chaque jour
une nouvelle énergie , une nouvelle intensité ,
suivant l'âge, le sexe , le tempérament et les habitudes physiques et morales du sujet : car c'est
toujours le tempérament de l'individu qui modifie les maladies endemiques , et qui leur impri-
me un caractère particulier ; disons mieux, d'o-
riginalité et d'anomalie.

En effet, quoique ces fièvres, reconnaissent
les mêmes causes prochaines et éloignées, dus-

---

(1) *Coacæ prænotation.* 7.

sent être les mêmes chez tous les sujets qui en sont attaqués, quoiqu'elles se ressemblent sous beaucoup de rapports, les Médecins cliniques, qui auront observé, comme nous, pendant plusieurs années, les maladies des contrées palustres, conviendront que dans tous les individus, elles ont un caractère particulier, nécessités par la différence du tempérament, de l'âge et du sexe.

Chez les uns, il y a complication vermineuse; chez les autres, délire; chez ceux-ci, somnolence, syncopes, pétéchies; chez ceux-là, vomissement bilieux, parotides : cette fièvre maligne offre détente atonique dans les solides, inaction totale du principe vital; celle-ci offre chaleur intense, réaction inconsidérée dans la nature, orgasme et génie inflammatoire; tantôt on observe une complication catharrale, tantôt une complication dyssentérique.

Ces considérations, ne permettent pas de donner de cette maladie un tableau bien ressemblant, et aussi uniforme qu'on pourrait l'exiger de nous. Aussi ne trouve-t-on dans les Auteurs, qui en ont traité au flambeau de leur propre observation, aucun portrait ressemblant, aucune description uniforme; on dirait même quelquefois, qu'ils ont observé des maladies toutes différentes. On en trouve, en effet, de vermineuses, de catharrales, d'ardentes, d'exanthematiques, de dyssentériques, enfin d'esquinancies malignes.

Le grasseiement de la langue et dans la parole, un certain sourire niais et imbécille , durant lequel le malade roule dans sa main son drap de lit ou sa couverture , sont encore des symptômes de cette maladie ; mais l'ordre , la suite et la coïncidence des signes qui la caractérisent, ne sont jamais les mêmes , comme nous l'avons fait observer plus haut , et sur-tout parmi les femmes, relativement à leurs différens états de grossesse , de couches , de nourrissage, etc. Il est vrai qu'elles sont bien moins sujettes aux maladies des lieux palustres , que les hommes. Nous avions fait cette observation sur les côtes d'Afrique ; et plusieurs de nos amis, qui ont demeuré à Cayenne, nous ont assuré que dans cette Colonie, il est plus d'une femme qui a eu six maris.

Les parotides sont en général critiques et salutaires. On doit en favoriser l'éruption et l'établissement. Les éruptions pétéchiales sont rarement critiques. Le hoquet est un symptôme fâcheux , pour ne pas dire mortel.

Dans quelques espèces de fièvres malignes , le pouls est comme naturel ; et nous avons vu plusieurs fois des sujets conserver ce pouls insidieux jusqu'à la fin de la maladie ; les Chirurgiens, trompés par l'état de ce pouls , nous proposaient quelquefois de donner des alimens à ces malades, qu'ils jugeaient être mieux, tandis que leurs yeux, leur visage , l'ensemble des symptômes et ce coup d'œil médical décisif, fruit de l'expérience , nous les faisaient envisager comme agonisans ; nous répondions à leur proprosition , en disant à l'Aumônier, qui suivait la visite, *auxiliá sacrâ* , expression convenue, pour ne pas affliger les malades au lit de la mort. Cette espèce de fièvre maligne, dont les pyrexies, ou redoublemens, sont insensibles, et le pouls presque naturel, sont les plus insidieuses et les plus funestes.

Dans quelques espèces de fièvres, le pouls est intermittent. Après trois ou quatre pulsations régulières, on en observe une ou deux qui sont plus lentes ou plus précipitées. Ce symptôme, quoique fâcheux, et annonçant quelquefois l'éruption des pétéchies et la fièvre maligne gangreneuse, n'est cependant pas toujours un signe mortel.

Observation. Jourdan et Saul-de-Ville, de Mont-Louis en Roussillon, Marchands-Colporteurs, travaillés l'un et l'autre d'une fièvre maligne, caractérisée par l'intertermittence du pouls, prostration des forces, délire sourd, furent reçus à l'Hôpital. Le Chirurgien qui les vit avant nous, pronostica la mort de ces deux hommes, sur l'intermittence bien marquée de leurs pouls, jointe aux symptômes les plus graves ; nous lui fîmes observer que nous avions déjà vu plusieurs de ces fièvres malignes, accompagnées de pareils pouls, et qui avaient eu une terminaison heureuse ; en effet, ces deux Marchands recouvrèrent la santé dont ils jouissent encore.

Un signe vraiment mortel, et qui trompe rarement, c'est la noirceur de la langue, lorsqu'on est assuré qu'elle ne doit pas cette couleur à quelque remède ; elle succède ordinairement à sa sécheresse, à son aspérité et à la soif.

La noirceur des pétéchies n'est pas un signe mortel. Les unes sont miliaires et semblables à des grains de millet ; les autres sont lenticulaires et grosses comme des lentilles ; il en est enfin de grandes comme la main ; la noirceur de celles-ci , est presque toujours un signe mortel. Elle annonce une dissolution gangréneuse dans les humeurs et leur estravasation ; notre *Diarium paludosum* nous offre cependant quelques exemples de fievres malignes , accompagnées de grandes taches noirâtres , guéries par l'usage du quinquina.

Nous avons parlé plus haut des parotides. Elles sont ordinairement critiques , ainsi que les éruptions phlegmoneuses et gangréneuses que l'on observe fréquemment dans les muscles fessiers, le douzième jour.

Les fievres malignes , caractérisées par des pétéchies et des éruptions gangréneuses , sont en général contagieuses. Nous avons fait cette observation , soit dans l'Hôpital d'Aubagne , soit dans celui de la Ciotat , pendant le séjour qu'y fit le Régiment de Bouillon en 1783 , soit dans ceux de la Compagnie d'Afrique , soit enfin dans les principaux Hospices de l'Armée d'Italie , dont nous avons été chargés , où tant d'Infirmiers et d'Officiers de Santé , ont peri victimes de leur zèle.

Un délire fort , *cùm furore et audaciá* , est moins dangereux qu'une somnolence pénible et legere , que des absences d esprit momentanées , qu'un délire obscur : la saignée triomphe ordinairement du premier état , tandis que le second l'exclud; et annonce l'engorgement du cerveau.

On observe encore très-souvent des hémorragies. Celles qui se manifestent après le 12°. ou le 15°. jours , et lorsque le malade a été saigné une ou deux fois , sont en général d'un très-mauvais augure ; elles annoncent une désunion dans les molécules intégrantes du sang , et sa dissolution gangréneuse. Celles que l'on observe dans les premiers jours de la maladie sont en général bien moins funestes. Celles qui ont lieu par les urines ou par les selles , sont plus pernicieuses que celles qui s'effectuent par le nez.

Le hoquet après le 12°. jour , la noirceur des urines , sont encore des signes bien allarmans , pour ne pas dire mortels.

Nous nous sommes assez appesantis sur le prognostic de ces fièvres. Occupons-nous de leur traitement.

Il nous paraît presque impossible de pouvoir soumettre à des préceptes exacts et à des règles sûres, le traitement d'une maladie aussi variée, aussi dissemblable à elle-même , qui offre tant d'anomalies , de variétés , d'épiphénomènes et de complications ; pour éviter cet écueil , nous ne voyons d'autre méthode que celle des généralités. Mais la division que nous avons établie plus haut de la fièvre maligne en deux espèces , ramenée dans le traitement, va nous être d'un grand secours , et nous aider à indiquer celui qui convient à chacune d'elles.

Nous avons dit en effet plus haut, que pendans notre séjour dans les contrées palustres de l'Afrique, nous avions vu plusieurs fièvres malignes bien différentes, mais qui pouvaient cependant être divisées en deux espèces bien distinctes.

Dans l'une, le principe vital paraissait trop exalté ; il attaquait la cause morbifique avec une énergie vraiment excessive, et qu'il fallait modérer ; on observait chaleur, orgasme et génie inflammatoire.

Dans l'autre espèce, la nature, toujours attentive à sa conservation, faisait des efforts insuffisans pour détruire le principe délétère qui l'opprimait.

Cette division bien simple de la fièvre maligne, en vive et en lente, conforme à l'observation la plus fidèle et la plus constante, a été adoptée par tous les Médecins qui ont écrit au flambeau de l'expérience, et sur-tout par *Voullone*, dans son Traité, couronné par l'Académie de Dijon.

En 1775, ce fut la première espèce que nous eumes lieu d'observer dans les contrées palustres de l'Afrique. Son règne ne donnait pas une entière exclusion à la seconde ; mais celle-ci était plus clair-semée.

En 1776, 78, 79 et 80, l'autre espèce prédomina, et la première fut très-rare.

Chacune de ces fièvres malignes exige un traitement différent. Dans celle où le principe vital, trop exalté, a besoin d'être modéré pour triompher de la cause morbifique, les saignées, les anti-phlogistiques, les délayans, les calmans, sont employés avec succès. On proportionne ces moyens curatifs à la force, à l'âge, au sexe, au tempérament du sujet, à l'intensité des symptômes. Les acides, dont on abuse si souvent en les ordonnant indistinctement dans toutes les fièvres malignes, produisent d'heureux effets dans celle-ci, en modérant la chaleur animale, en réprimant la turgescence des matières bilieuses. Les lavemens émolliens et laxatifs doivent être encore employés pour lubréfier les viscères abdominaux, et préparer aux évacuations, ou les favoriser.

Lorsque les symptômes ont été modérés par ces premiers secours, et que la coction a été opérée en partie par les efforts de la fièvre, on doit avoir recours à l'émétique, qu'il est permis de donner en lavage dans ces sortes de fievres malignes. Si elle se montre sous le type de la rémittente, on choisira le moment de l'apirexie ou de la rémission pour administrer ce moyen curatif si important. Si elle se montre sous l'aspect de la continue, on l'ordonnera à l'heure où il y a une apparence de calme, où les symptômes paraissent plus modérés ; c'est ordinairement dans la matinée, et lorsqu'on a procuré une bonne nuit au malade par le moyen d'un parégorique.

On donne encore, le jour de l'administration de l'émétique, un narcotique, soit pour procurer au malade un doux sommeil, soit pour faire cesser l'irritation causée par ce remède.

Les purgatifs sont ensuite d'un grand secours pour évacuer les matières bilieuses et hostiles,

dont l'abondance et la turgescence donnent lieu
à ces maladies : on les choisit dans la classe des
minoratifs , plus ou moins doux : on les donne
en une ou plusieurs doses, suivant la chaleur des
viscères gastriques et l'intensité des symptômes.
En général , ceux qui sont donnés en plusieurs
doses , irritent moins et balayent mieux les intestins. Les purgatifs acides et les tamarins , sont
très indiqués dans ces circonstances.

Il est bien rare qu'une seule purgation suffise,
dans ces sortes de maladies. Comme leur cours
est ordinairement de plus de vingt jours, on a
le temps d'en placer plusieurs, et d'administrer
les remèdes nécessités par les épiphénomènes et
les complications , soit catharrales , soit inflammatoires , soit exanthématiques, que présentent quelquefois ces fièvres malignes.

Le vésicatoire , fait avec les cantharides ,
en portant, dans les humeurs et sur les reins,
une substance irritante et phlogistique , est un
remède dangereux. Lorsque nous nous proposions
de dévier une humeur hostile , nous préférions,
dans ces sortes de maladies, les ventouses scarifiées ou le moxa, qui produisaient l'effet de-
siré , et qui ne portaient pas dans les humeurs un
principe incendiaire et capable d'exaspérer tous
les symptômes.

Le quinquina, dont on abuse encore tous les
jours, dans ces sortes de maladies, irrite et augmente l'intensité de la fièvre, supprime les évacuations par son astringence ; il ne saurait pro-

duire de bons effets que lorsque les premiers symptômes ont été modérés, ou lorsque des taches livides et noirâtres, ou des pétéchies d'un mauvais caractère, annoncent la dissolution gangréneuse des humeurs. Le quinquina, le plus
puissant des anti-gangréneux, peut corriger cette
désunion des parties constitutives du sang, et
leur dissolution ; mais il doit être administré à
petites doses, et associé aux acides, qui, dans
ces circonstances, sont les vrais anti-gangréneux,
parce qu'ils sont doués de l'inestimable proprieté
de donner aux humeurs une agrégation plus ferme et plus serrée dans leurs molécules, de modérer leur effervescence et la chaleur des viscères gastriques.

Le camphre et l'opium produisent encore de
bons effets dans ces sortes de fièvres malignes.
Ils portent le calme dans toute la machine, dé-
truisent la disposition inflammatoire, l ataxie du
fluide nerveux, appaisent l'orgasme et la turgescence des humeurs.

Enfin les amers et les toniques deviennent des
secours indispensables dans la convalescence, période dans laquelle, à la disposition phlegmoneuse
ou bilieuse, semble succéder la détente de la fibre, la stagnation des humeurs, conditions bien
propres à faire naître et à entretenir les fièvres
intermittentes, comme nous l'avons fait observer
plusieurs fois. Le régime doit être encore analeptique, fortifiant et tonique.

Passons à la seconde espèce de fièvre maligne,

beaucoup plus commune que la première, dans les voisinage des lieux palustres.

Nous avons dit plus haut que dans celle-ci, la nature n'oppose que de faibles moyens à la cause morbifique, qui enchaîne et opprime le principe vital. Les forces paraissent anéanties dès les premiers jours de la maladie. Il y a faiblesse, prostration des forces, accablement général, pouls faible, petit, concentré, misérable, quelquefois intermittent, et souvent naturel. Les redoublemens, dont les différens degrés d'énergie et de vivacité caractérisent les efforts de la nature, sont éloignés, faibles, et quelquefois nuls.

La gravité des symptômes, leur intensité, l'état de langueur et d'inertie où se trouve le principe vital, doivent exclure la médecine expectante du traitement de cette maladie. Nous en avons vu plusieurs dégénérer en affections apoplectiques ou soporeuses, par l'impéritie des Chirurgiens, qui ne s'étaient pas hâtés d'attaquer la cause morbifique, et de fournir à la nature des armes capables de la subjuguer.

Observation. Le nommé Isnard, homme de force, âgé de 5o ans, d'un tempérament sanguin, fut attaqué d'une fièvre maligne de cette nature ; nous étions absent. A notre arrivée, nous trouvâmes ce malade plongé dans une vraie apoplexie. Par les questions que nous fîmes aux Chirurgiens et aux Infirmiers, nous nous assurâmes qu'il avait été entièrement négligé pendant notre absence,

absence, qui fut de quatre jours. On s'était contenté de lui donner un lavement et un doux
laxatif, qui n'avait pas opéré. *Illicò tartari stibiati
g. VI in aq. font. ℥ VIII.* Cette dose ne produi-
sit aucun effet. Tous les viscères gastriques étaient
dans un engourdissement atonique. L'estomac,
dont la sensibilité et la réaction sont si nécessaires pour le vomissement, ne put se contracter, parce que l'origine des nerfs était compri-
mée. J'eus recours, mais inutilement, au vin
émétique, aux lavemens irritans. Le malade succomba le jour suivant.

Nous rapportons avec plaisir cette observation,
à laquelle nous pourrions en ajouter plusieurs autres, pour prouver le danger de la médecine expectante dans le traitement de ces maladies. Vainement alléguerait-on la coction, pour la légi-
timer ou l'excuser; les forces vitales sont insuffisantes pour l'opérer; on ne doit rien attendre
de la nature; l'art doit tout provoquer.

La saignée doit être proscrite. L'émétique doit
être donné, non en lavage, mais dissous dans une
ou deux onces de véhicule; administré de cette
manière dans les premiers jours, il a souvent jugé
cette maladie, et lui a donné une tournure bien
différente.

Ce qui légitime, et commande même, l'exhibition de l'émétique, dans un faible véhicule,
c'est l'usage des cordiaux, auxquels on est souvent obligé de recourir, même dans l'invasion,
et qui sont nécessités et par la prostration des

M

forces, et par la faiblesse du pouls, et souvent par les syncopes. Il est encore essentiel de donner l'émétique dans les premiers jours, si l'on veut en obtenir d'heureux effets : car plus l'on diffère de l'ordonner, plus la laxité atonique des viscères gastriques augmente, et moins ce remède agit. Les évacuans sont ensuite d'une nécessité absolue. Les minoratifs doux opèrent faiblement, soit par l'état de détente où se trouve le tube intestinal, soit par la faiblesse du mouvement périsltaltique, dont un certain degré d'énergie favorise si puissamment les évacuations. Les purgatifs doivent donc être pris dans la classe des plus actifs. Les sels d'epsom, de glauber, de la Rochelle, polycreste, le jalap, la scamonée, les préparations aloétiques, méritent une juste préférence. On les associe à la manne, à la casse, aux follicules de séné, et autres purgatifs moins actifs.

Cette méthode est conforme à celle de *Sydenham* et des Médecins Anglais. Ce Médecin recommande les pilules cochées-majeures, à haute dose ; et *Lind*, d'autres pilules, dont l'aloès forme le principal ingrédient, et sur-tout celles de Rufus.

Les Anglais ont moins de bons ouvrages que nous sur l'art de guérir, et j'ai toujours ri de l'anglo-manie de nos Médecins Français ; mais leur médecine active et énergique est mille fois préférable à notre méthode curative, lâche et efféminée. Mes amis (1) savent avec quel succès j'avais introduit la médecine tonique et Anglaise dans les Hôpitaux de l'Armée d'Italie , et avec quel empressement elle fut adoptée par plusieurs d'entr'eux.

On réitère plusieurs fois ces purgations , en laissant entr'elles un ou deux jours d'intervalle. S'il paraît quelque parotide , quelques éruptions pétéchiales ou phlegmoneuses , dans quelque partie du corps , on suspend l'administration des évacuans , pour ne pas troubler l'opération de la nature ; on la favorise, au contraire , par des diaphorétiques proportionnés à l'état du malade , et par des remèdes qui portent l'humeur hostile vers la peau.

Dans l'autre espèce de fièvre maligne , on évite avec soin de donner des purgations lors des redoublemens ; dans celle-ci , au contraire , les médecines doivent se rencontrer avec l'exacerbation , s'il est possible , parce que dans ces fièvres malignes , lentes ou froides , le temps de la pyrexie est celui de la mobilité de l'humeur morbifique et de sa coction.

Observation. Jacques Terme et Pierre Volsqui, travailleurs , furent attaqués de ces fièvres malignes, peu de temps après mon arrivée en Afrique. Ils avaient pris l'émétique , et avaient été

---

(1) Je ne nommerai que les Citoyens Salmon, Guillaume, Robert, Fraisse, Gairard, Médecins d'un mérite connu.

purgés assez infructueusement , quoiqu'avec des cathartiques assez puissans ; quoiqu'il y eut prostration des forces, accablement général, on observait cependant tous les soirs, vers les six heures , un frisson qui , chez Terme , allait jusques à la syncope ; cet état était suivi d'une pyrexie ou redoublement assez marqué. Nous fîmes prendre à ces malades, à l'heure même de l'exacerbation , la même médecine qui avait été administrée infructueusement les jours précédens. Le redoublement fut plus vif, il est vrai, mais les évacuations furent très-abondantes. La maladie fut jugée , et sa terminaison fut heureuse. Dans plusieurs occasions nous avons été contraints d'ordonner des cordiaux avant que d'administrer la purgation , tant le pouls était faible et misérable, et les forces abattues.

Cette méthode curative, qui nous a déjà valu deux témoignages bien flatteurs de satisfaction de la part de la Société de Médecine de Paris, a toujours produit les plus grands effets.

Quelquefois au lieu de donner des cordiaux , nous faisions appliquer un grand emplâtre de vésicatoire ; et quand nous jugions que son action stimulante allait relever le principe vital , nous faisions donner la purgation qui , dans ces circonstances , opérait très bien. Je me contenterai de rapporter une seule observation sur cette manière d'administrer les médecines.

Observation. Joseph Piste , Soldat âgé de 36 ans, d'un tempérament bilieux-sanguin , fut atta-

qué, en 1779, d'une fièvre maligne de cette nature. Le pouls était lent et faible ; il avait déjà
pris l'émétique, qui avait produit des évacuations
abondantes, par le haut et par le bas ; peu de
jours après il fut purgé ; la médecine opéra très-
peu. Les cordiaux étaient indiqués par la prostration des forces et l'état du pouls, et par une
tendance à la somnolence. Nous lui fîmes appliquer un grand emplâtre de vésicatoire à la nuque ; une heure après, il prit une purgation avec
follicules de séné, sel polycreste et manne. L'action du vésicatoire réleva le pouls et les forces
abattues, il y eut plus de chaleur chez le malade, et la médecine opéra d'une manière très-
satisfaisante, et jugea la maladie.

Nous avons dit plus haut, que l'emplâtre de
vésicatoire, fait avec les mouches cantharides,
était dangereux dans le traitement de la première
espèce de fièvre maligne, parce qu'elle est caractérisée par la chaleur, l'orgasme et la disposition inflammatoire, et que dans ces circonstances, les ventouses scarifiées ou le moxa, que l'on
a abandonnés, sans fondement, étaient préféra-
bles ; dans la fièvre maligne, dont le traitement
nous occupe, les mouches cantharides produisent
les plus heureux effets, et ne peuvent être rem-
placées par aucun autre exutoire ; elles relèvent le principe vital et les forces abattues, soutiennent l'action des solides, divisent les humeurs
stagnantes, évacuent les matières hostiles, et provoquent l'éruption des parotides, sur-tout quand

on les fait appliquer à la nuque ; nous avons vu dans plusieurs circonstances, les vessies déterminées par l'emplâtre de vésicatoire, donner une eau jaunâtre et vraiment bilieuse. Pour rendre leur action plus durable, on les fait panser avec l'onguent basilicum, soupoudré de mouches cantharides.

Après en avoir appliqué à la nuque, si les forces ne se relèvent pas, on en place aux molets ; on a enfin recours aux sinapismes.

Observation. Le nommé Pierre Visni, patron de bateau ; Honoré Moute, travailleur ; Antoine Gentilli, Corse ; le fils de Mad^e. Ventre, âgé de six ans ; et cette année la femme Chabert, de la Ciotat, nous offrent des observations sur les avantages de cette méthode curative ; il serait trop long de les rapporter. Chez la femme Chabert, le vésicatoire, le quinquina uni aux cordiaux, avaient relevé le pouls et la chaleur animale, et fait cesser une somnolence pénible. Le jour suivant, elle retombe dans un affaissement qui allait se terminer par la mort ; nous faisons appliquer un second emplâtre de vésicatoire aux molets, et des sinapismes à la plante des pieds, les cordiaux les plus puissans concourent au même but ; les forces et le pouls se relèvent insensiblement ; les facultés intellectuelles reparaissent, et cette femme est arrachée des portes de la mort.

On doit interdire soigneusement les boissons délayantes et anti-phlogistiques, et sur-tout cette eau de poulet, malheureusement si en vogue dans nos contrées ; les chicoracées , les diaphorétiques légers , tels que la bardane , la contrayerva , la zédoaire , la scorsonère , les feuilles de scordium , de scabieuse , de véronique , de chardon-bénit , les fleurs de sureau , enfin la ptisanne vineuse , faite avec un tiers de vin et deux parties d'eau , sont les seules boissons qui conviennent dans le traitement de cette espèce de fièvre maligne endémique dans les contrées palustres.

Nous avons dit plus haut, que nous avions cru être l'inventeur de la ptisanne vineuse, mais qu'en lisant *Boerrhave* , *Pringle* , *Grant* , *Lind* , *Vanswieten* , nous avions reconnu notre erreur ; voyez sur-tout de quelle manière *Sydenham* recommande l'usage des toniques dans ces sortes de maladies.

Negare verò cerivisiam tenuem , dit-il (1) , *severitas est sæpenumerò detrimentosa* , et plus bas , *hoc in casu vinum malaganum annosum , vel falernum , sivè muscatum jubco bibere.*

Le bouillon n'est pas moins dangereux que les boissons anti-phlogistiques ; il tend à relâcher les solides et à augmenter l'affaissement. On ne permet le bouillon que dans la convalescence. Pendant le cours de la maladie, on peut donner, de trois en trois heures, une crême de sagou, d'avena, d'orge, de salep ou de riz, que l'on aromatise avec un brin de canelle, ou un

---

(1) Tom. 1. p. 38 et 39.

M 4

peu d'écorce d'orange , ou quelques cueillerées d'eau naphe.

Pour prouver les dangers des boissons émollientes et anti-phlogistiques, nous nous bornerons à rapporter les deux observations que nous offrent Pierre Tassi et Jean Perrin, corailleurs. Ils avaient été suffisamment évacués par le haut et par le bas , lorsque nous fumes appellé pour les visiter ; nous trouvâmes leur corps froid, leur pouls faible et débile , et le ventre météorisé : nous demandâmes aux infirmiers si les urines coulaient, ils nous répondirent qu'elles coulaient faiblement ; l'état du pouls, de la peau, l'ensemble du malade , la connaissance de la boisson (l'eau de mauve) dont ils avaient usé, par le conseil du Chirurgien , nous convainquirent qu'il ne s'agissait de rien moins que d'une inflammation. Nous fîmes supprimer tout de suite l'eau de mauve , et sur-tout les fomentations émollientes appliquées sur le bas-ventre. Cette suppression , ordonnée avec le ton d'assurance et de fermeté que donne le sentiment de ses connaissances et de ses forces, étonna le Chirurgien. Oui , lui dis-je , c'est votre ptisanne émoliente et vos fomentations , qui ont mis votre malade dans l'état où il est , et ont produit cet épiphénomène ; et nous ordonnâmes la ptisanne vineuse , faite avec le vin blanc , et des apozèmes diurétiques. Le jour suivant, les urines coulèrent abondamment, le météorisme disparut , le pouls reprit , ainsi que la chaleur du corps. Le Chirurgien avait jasé dans l'Hospice , sur ma manière de traiter ces deux malades ; il fut confus en les voyant rétablis. Oui, lui disje, c'est par les mêmes raisons que tous vos blessés, que vous mettez à l'usage des ptisannes émolientes, et à qui vous supprimez le vin, contractent bientôt les fièvres intermittentes. Mais il aurait fallu être Chirurgien éclairé, pour sentir la force de ce raisonnement, puisée dans les qualités de l'air des contrées palustres.

Cette ptisanne vineuse, dont les succès étonnaient les Chirurgiens, était si utile, que nous avons souvent vu des malades qui nous demandaient du vin avec instance ; c'était, pour ainsi dire, le cri de l'instinct ; nous leur en accordions un peu : nous n'avons jamais observé qu'il ait produit d'effets fâcheux.

Le peuple demande du vin sur la fin de ses maladies aiguës, dit le C^{en.} *de Brieude* (1) ; *ce cordial anti-putride, le meilleur de tous, fait le plus grand bien.*

Lind (2), recommande la ptisanne vineuse ; *Grant* (3), conseille encore le vin avec un peu d'eau. On trouve enfin dans le 4e. vol. du *Thesaurus Medicus Edinensis*, une excellente Thèse, soutenue par *Oglethop Vainman*, sur le bon effet du vin dans certaines maladies putrides.

Partisans inconsidérés et irréfléchis des rafraî-

---

(1) Mém de la Soc. de Méd. tom. 5. p. 340

(2) Appendices sur les fièv. tom. 2. p. 130.

(3) Traité sur les fièvres, tom. 1. p. 119.

chissans ! vous qui ne connaissez que l'eau de poulet, et l'usage des anti-phlogistiques ; observez mieux leurs effets ; mais lisez auparavant, et ne croyez pas avoir tout appris et tout savoir. *Ars longa, judicium difficile* (1).

Par la même raison que le vin et les cordiaux sont utiles dans cette espèce de fièvre maligne, le quinquina produit les effets les plus surprenans. On peut le donner dès les premiers jours de la maladie, et même à haute dose, et surtout lorsqu'on a eu soin de faire précéder des purgations, et qu'on ne craint point que, par son astringence, il nuise aux évacuations. On peut l'associer aux cordiaux et aux alexipharmaques, lorsque le pouls est faible et misérable ; il remédie encore, d'une manière remarquable, à certains flux de ventre séreux, dont ces fièvres sont souvent accompagnées.

L'écorce du Pérou est encore le spécifique des fièvres malignes, caractérisées par des éruptions exanthématiques. Les pétéchies ne reconnaissant d'autre cause que la dissolution du sang, il ne sera pas nécessaire de s'appesantir sur les avantages de l'administration interne du quinquina. L'on rencontre encore souvent dans ces maladies, une complication vermineuse ; le traitement qu'elle nécessite, consiste à associer aux évacuans les anthelmentiques les plus efficaces ; nous nous sommes toujours servi avec succès du mercure doux,

---

(1) *Hyppo. Aphor.*

associé aux purgatifs ; et ensuite de la poudre cornachine , de celle de fougère , de l'hémitocorton, de la gentiane, et des amers les plus puissans ; ils sont tous indiqués, soit par la maladie principale, soit par la complication vermineuse, soit enfin pour soutenir le ton de la fibre, dont la tendance au relâchement est assez connue. *Lancisi* (1) et *Ramazini* (2) préconisent, avec fondement, la vertu anthelmentique du quinquina, dont jouissent aussi tous les amers.

Ces fièvres malignes ayant la plus grande affinité avec celles des Prisons et des Hôpitaux, dont on connaît le caractère éminemment contagieux, on s'attachera à en préserver les infirmiers et les parens des malades, en recommandant la plus grande propreté dans les salles des Hospices et dans les chambres des malades, en favorisant le renouvellement de l'air, en faisant ouvrir les fenêtres, brûler des parfums aromatiques, tels que les bayes de genièvre, l'eau de rose, et sur-tout le vinaigre, que l'on fait bouillir dans une petite topette ; enfin chacun connaît le préservatif du C^{en}. *Guiton de Morveau ;* il avait été recommandé par le Gouvernement aux Médecins des Armées, d'en faire usage dans les Hospices militaires. Nous en parlerons plus en détail à l'article des prophilactiques.

----

(1) *De noxiis pal. effl.* p. 280.
(2) *Constit. ann.* 1690, n°. 49.

DU CHOLERA-MORBUS.

« Quoique le cholera-morbus et la dyssente-
» rie, dit *Pringle* (1), ne soient jamais aussi
» épidémiques que les fièvres, ce sont néan-
» moins des maladies fréquentes dans les pays
» humides.

» Si les premières voies, ajoute-t-il, donnent
» passage à ces humeurs, il en résulte un cho-
» lera-morbus, ou une dyssenterie ; mais si elles
» restent dans le corps, et qu'elles soient por-
» tées dans le sang, elles occasionnent une fièvre
» intermittente ou rémittente. »

Que cette théorie est simple et lumineuse !
qu'elle est conforme à notre opinion !

Le cholera-morbus se montre plus particuliè-
ment dans l'automne ; il est produit par la turgescence, et sur-tout par l'acrimonie presque caus-
tique des matières bilieuses dégénérées dans les
viscères gastriques ; elles irritent le ventricule et
le tube intestinal, et déterminent leur mouvement anti-périsltaltique et le vomissement, ainsi
que les déjections par le bas. Voyez ce que l'immortel *Sydenham* (2) rapporte sur le mouvement
inverse des intestins, qu'il a observé dans le cholera-morbus. Le langage de l'*Hyppocrate* Anglais,
sur cet objet, est inintelligible aux Médecins qui

---

(1) Tom. 1. p. 36.

(2) *Const. epid. ann.* 1669. *cap.* 2. *epist. resp. ad Robertum
Brady*, n°. 7. 8.

ne sont pas familiarisés avec cette maladie ; quant
à ceux qui l'ont observée , chaque phrase leur
rappelle ce qu'ils ont vu. Notre *Diarium practicum paludosum*, nous présente cinquante cholera-morbus dans le cours d'une pratique de six
années. Un seul dégénéra en fièvre maligne , qui
enleva le malade; il ne cessa jamais de vomir des
matières noires (de l'atrabile) ; les autres ont
été guéris par le traitement que nous allons indiquer : car en général le cholera - morbus est
moins dangereux dans les contrées palustres qu'ailleurs , comme nous le ferons observer plus bas.

Si le sujet était jeune et pléthorique , nous ordonnions une saignée , et rarement deux ; nous
nous attachions ensuite à envelopper l'acrimonie
et la causticité de cette humeur bilieuse, par les
incrassans , tels que l'eau d'orge , d'avena , par
les ptisannes émulgentes ; c'est dans cette circonstance où cette eau de poulet , dont on abuse
tant de nos jours , trouve sa vraie place ; nous
faisions aciduler les boissons , pour tempérer la
turgescence de ces matières hostiles et dégénérées ; nous ordonnions des lavemens émulgens et
anodins. Lorsque les premiers symptômes étaient
un peu modérés , si le vomissement subsistait encore , et si la nature n'avait pu expulser toutes
ces matières bilieuses , nous avions recours à l'é-
métique , que nous prescrivions en lavage , soit
pour prolonger son action , soit pour ne point
effaroucher la nature , et ne pas trop irriter le
tube intestinal.

Quelques heures après son action , nous ordonnions un narcotique avec les eaux anti - hysthériques.

Il est des circonstances où l'ipécacuanha doit être préféré au tartre stibié.

Lorsque le vomissement ou des envies de vomir inefficaces subsistaient , après l'exhibition de l'émétique , nous sollicitions le jour suivant un mouvement plus naturel dans le canal intestinal , par l'exhibition d'un minoratif doux , donné en deux verres , auquel nous ajoutions quelque léger narcotique.

L'association des narcotiques aux purgatifs , est une découverte précieuse que nous devons à *Sydobre* , Médecin de Montpellier ; c'est sur - tout dans cette circonstance où cette adjonction est nécessaire , soit pour calmer l'irritation du ventricule , soit pour retarder de quelques heures le vomissement , et donner le temps à la médecine de passer dans les intestins , et d'opérer l'effet qu'on en attend.

Lorsque le vomissement n'est plus l'effet de la présence des matières acrimonieuses , mais seulement un reste d'irritation ou d'habitude que le ventricule a contracté , on a recours au quinquina , associé au simarouba , ou à la valeriane sauvage , dans l'intention de fortifier le canal intestinal , et de rétablir le mouvement péristaltique.

La potion anti - émétique de *Rivière* , peut être administrée avec succès ; chacun sait qu'elle est composée avec l'eau de menthe , le sel d'absinthe et le suc de limons ; les anti-spasmodiques sont encore indiqués ; mais on ne doit recourir à ces deux derniers moyens curatifs, que lorsque les viscères gastriques ont été debarrassés , par la nature ou par l'art , des matieres bilieuses qui les fatiguent.

2°. Des maladies Chroniques - Endémiques, dans le voisinage des Marais et des Étangs.

Il nous reste donc à parler des différentes maladies chroniques-endémiques , dans les contrées palustres. Le catalogue en est long, sans doute. Nous osons même assurer que cette matiere est inépuisable. En effet, que d'espèces de cachexies, de décolorations, d'hydropisies , de flux, et d'obstructions n'offrent pas à l'œil affligé du Médecin observateur , les malheureux habitans des pays marécageux ?

Charles Lepoix a donné un Traité sur les maladies produites *à serosâ colluvie. Vanswieten* consacre un chapitre à la fibre lâche ; *Richter* a très-bien traité la question *de tenuitate humorum temerè laudatâ.* Eh bien ! l'on observe dans le voisinage des lieux palustres , toutes les maladies produites par ces trois causes , ou isolées, ou réunies.

Nous allons parcourir, le plus rapidement qu'il nous sera possible , celles que l'on observe le plus fréquemment. Vouloir entrer dans des détails sur toutes ces maladies chroniques, ce serait abuser de la patience de nos Juges. Nous les prions de soutenir encore un moment leur attention.

DU SCORBUT.

Le scorbut est encore une maladie endémique, dans les pays humides ou palustres ; si l'on pouvait élever des doutes sur cette assertion, nous invoquerions, à son appui, des autorités irréfragables ; celles sur-tout de *Willis*, de *Charleton*, de *Dehaen*, de *Boerrhave*, d'*Eugalenus*, de *Lemeilleur*, de *Reusner*, de *Horstius*, des *Lister*, de *Forestus*, de *Rousseus*, de *Vierus*, de *Dodoneus*, de *Lind*, et celle d'une infinité d'autres Médecins d'un mérite distingué.

Rousseus (1) remarque que de son temps, le scorbut régnait dans les endroits de la Hollande, où le terrein était humide et marécageux.

« Je suis persuadé, dit *Lind* (2), que tous
» ceux qui considéreront attentivement l'état des
» mariniers, conviendront que l'humidité de l'air
» est la principale cause prédisposante de cette
» maladie. (Voyez notre opinion à cet égard,
» dans le chapitre des causes prédisposantes.) Le
» temps fut presque toujours orageux, ajoute-
» t-il, chargé de brouillards et humide ; en moins

(1) *De Magnis Hypp. Lien.*
(2) Traité du scorbut, tom. 1. 138.

d'un

» d'un mois, le scorbut fut très-endémique sur
» l'un et l'autre vaisseau.

» Les pays marécageux, ou environnés d'é-
» paisses forêts ; ceux qui sont sujets aux inon-
» dations, ou couverts d'eaux croupissantes et
» corrompues, sont continuellement couverts de
» brouillards mal-sains, et leurs habitans sont
» sujets au scorbut et aux fièvres intermittentes (1).
» Le scorbut est endémique dans tous les en-
» droits où il pleut continuellement, et où il
» y a beaucoup d'humidité.

» La cause la plus puissante de cette maladie,
» dit-il encore (2), est l'humidité de l'air, lors-
» que le temps est couvert et chargé de brouil-
» lards pendant long-temps. »

C'est moins pour prouver l'endémicité du scorbut dans les lieux palustres, que nous citons ces
passages de *Lind*, qui a donné un Traité *ex
professo* sur le scorbut, que pour montrer la
conformité de son opinion avec la nôtre, sur
ses causes prédisposantes. (Voyez le chapitre sur
les causes prédisposantes.)

Le scorbut était autrefois si commun et si endémique en Hollande, que les premières et les
meilleures descriptions que nous en avons, nous
ont été transmises par des Médecins Hollandais.

Olaus-Magnus, qui nous a donné la première
description exacte de cette maladie, remarque,

____

(1) *Lind.* tom. 1. p. 177.
(2) Tom. 1. p. 309.

N

avec fondement, que les logemens froids et humides, contribuent beaucoup à le produire et à augmenter sa malignité.

A ces autorités, se joint notre *Diarium practicum paludosum*, qui nous offre cinquante-huit scorbutiques dans le cours de six années, quoique nos observations ayent été recueillies dans un pays humide et chaud, et que cette maladie soit encore plus familière et commune dans les pays palustres et froids ; aussi avons - nous constamment observé que tandis que les autres maladies fébriles aiguës sont plus communes l'été que l'hiver, le scorbut au contraire se fait plus remarquer dans la saison froide.

Cette maladie est si facile à reconnaître ; d'ailleurs, plusieurs Auteurs, tels que *Lemeilleur*, *Bœrrhave*, *Goguelin* et *Lind*, nous en ont tracé le portrait avec des couleurs si vraies et si ressemblantes, qu'il nous paraît superflu de nous appesantir sur les symptômes qui la caractérisent.

On a divisé cette maladie en scorbut de terre et en scorbut de mer, en froid et en chaud ; c'est sur-tout *Bœrrhave* et *Willis* qui ont établi cette distinction, qui ne paraît reçue que par un petit nombre de Médecins de nos jours.

Fondé sur une expérience de vingt-cinq années, dont six ont été passées sur les côtes palustres de l'Afrique, et les autres dans un Port-de-Mer, (la Ciotat) nous nous croyons autorisés à prononcer que certaines nuances essentielles semblent différencier le scorbut des pays bas et humides, d'avec celui des gens de mer, quoique ces maladies se ressemblent d'ailleurs sous plusieurs rapports.

Le scorbut de mer semble appartenir au scorbut chaud, celui des lieux palustres au scorbut froid.

Dans le premier, il y a plus d'acrimonie dans les humeurs et de rigidité dans les solides; dans le second, plus de disposition à la détente et à la putridité.

Dans le scorbut de mer, les hémorragies sont plus fréquentes, le délabrement des gencives plus remarquable, les ulcères plus rongeans et plus vifs, les œdèmes des extrémités inférieures plus dures, plus douloureuses, plus phlegmoneuses, la rétraction des extrémités plus subite.

Celui des lieux palustres offre plus de disposition à l'hydropisie, plus de saburre dans les premières voies.

Le scorbut de mer se termine ordinairement par la phthysie, par des ulcères vifs, par des convulsions affreuses, ou par la gangrène.

Celui des lieux palustres, par les œdèmes et l'hydropisie générale, ou particulière, à quelque cavité.

Enfin, une différence bien remarquable entre ces deux sortes des scorbut, se déduit encore du traitement.

Celui des marins, cède facilement à l'usage des végétaux frais, et à l'air de la terre; tandis que celui des lieux humides, en apparence plus modéré, est beaucoup plus rebelle aux secours de l'art ; les végétaux et le changement d'air ne le combattent qu'avec de faibles avantages. On pourrait appeller le premier un scorbut aigu, et le second le scorbut chronique, relativement à leur différence dans l'intensité des symptômes, et à leur terminaison.

Dans la première espèce, les purgatifs sont nuisibles ; dans celui des lieux palustres, ils sont absolument nécessaires.

Dans le scorbut de mer, les végétaux émolliens et anti phlogistiques, associés aux anti-scorbutiques chauds, produisent de bons effets.

Dans l'autre espèce de scorbut, on ne peut employer avec avantage que les anti-scorbutiques chauds, tels que le cresson, le cocléaria, le raifort sauvage, le beccabunga, etc.

Les acides qui sont, pour ainsi-dire, le spécifique de cette affection contractée sur la mer, sont contraires au scorbut des lieux bas.

Le quinquina irriterait la première espèce de scorbut ; il produit les plus heureux effets dans celui des contrées palustres.

Enfin, le scorbut de mer cède à l'usage des végétaux émolliens et anti-scorbutiques, qui, dans les pays humides, détermineraient tout de suite des œdèmes, ou l'hydropisie.

Telles sont les nuances qui différencient ces deux sortes de maladies, en apparence les mêmes ; tels sont les motifs qui doivent faire admettre la division sagement établie par *Willis*, par *Boerrhave*, et par son Commentateur, du scorbut en froid et en chaud, de celui de mer et de celui de terre.

D'après ces observations et ces données, quel est le Médecin qui, ayant connu le savant Traité de *Lind* sur cette maladie, sera en peine d'adapter à chaque espèce le traitement qui lui convient, suivant l'âge, le sexe, le tempérament du sujet, ses habitudes physiques et morales ? le changement d'air sera sans doute le premier des remèdes qu'il ordonnera.

DES FLEURS-BLANCHES.

Dans les contrées palustres, les femmes sont en général moins exposées aux maladies aiguës et fébriles, que les hommes, soit parce qu'elles sont moins exposées aux vicissitudes de l'air, à la rosée du soir et du matin ; soit enfin parce que leurs évacuations périodiques et, le nourrissage, évacuent chez elles beaucoup d'hétérogénéités ; mais il en est quelques-unes parmi les chroniques, qui leur sont particulièrement affectées. Les fleurs-blanches sont sur-tout de ce nombre.

Elles sont les suites naturelles de la diathèse humide de l'air. Aussi les Médecins de Breslau (1) observent-ils des fleurs-blanches endémiques, après une pareille constitution de l'air,

____

(1) Hist. des mal. épid. de Breslau, an. 1702.

qui dura pendant quatre saisons consécutives, et sur-tout après des pluies constantes pendant l'été.

« Une athmosphère aussi humide, remarquent
» avec fondement, ces Médecins, et qui dura
» pendant douze mois, ne pouvait que relâcher
» les solides, diminuer la densité et la force de
» cohésion des liquides, leur fournir des hétéro-
» généités aqueuses, propres à jetter le désor-
» dre dans toutes les excrétions et les secrétions.

» On ne doit point être surpris, dit *Raulin*
» (1), que les fleurs-blanches soient fréquentes
» dans des pays humides, marécageux, dans un air
» chargé de vapeurs et d'exhalaisons, comme la
» Hollande, et les Villes qui sont au milieu des
» eaux, et près des Marais; elles y sont endé-
» miques. »

Ces grands Médecins, puisent les causes de cette maladie, dans l'humidité athmosphérique, comme nous venons de le voir, et se gardent bien de les attribuer aux gaz-azote, hydrogene ou ammoniacal. Voyez encore ce que dit *Raulin*, tom. 2. p. 21.

Les fleurs-blanches, dit *Silvius*, sont très-fréquentes en Hollande.

Enfin, pendant notre séjour sur les côtes palustres de l'Afrique, nous nous sommes convaincus que cette maladie était très-commune dans ces contrées.

---

(1) Traité des fleurs-blanches.

Le célèbre *Raulin*, a donné un Traité *ex professo*, sur les fleurs-blanches, Traité qui est un des meilleurs ouvrages de Médecine, qu'ait produit notre siècle; ouvrage que l'on n'a jamais cité avec les éloges qu'il méritait, soit parce que l'auteur était vivant, soit par mille autres considérations; nous renvoyons nos Lecteurs à cet ouvrage immortel, qui aurait dû faire époque dans les fastes de la Médecine, et que nous avons eu la douleur de voir faiblement loué, tandis que les plus minces productions des Médecins Anglais, écrites sans ordre, sans méthode, ne présentant que des vues de Médecine, sont louées à outrance.

Nous ne cesserons de dire, et nous le prouverons, sil le faut, que la Médecine Anglaise est préférable à la nôtre, parce qu'elle est mâle, vigoureuse et énergique; mais à l'exception de *Sydenham*, et d'un très-petit nombre d'autres Auteurs, tous les ouvrages des Médecins Anglais sont bien inférieurs aux nôtres; nous n'en exceptons pas ceux de *Pringle*, de *Cullen*, de *Grant*, etc., ni tant d'autres ouvrages, que notre anglo-manie nous a fait injustement préconiser avant la révolution.

DU CLOROSIS ou PALES COULEURS.

Rien de si commun et de si endémique, dans les contrées palustres, que le clorosis et les décolorations; à quelle espèce de gaz les partisans des miasmes en attribueront-ils la cause ? pour les maladies aiguës, ces explications sont faciles; si le gaz azote prédomine, disent-ils, on observera telle espèce de fievre, et telle autre si c'est le gaz hydrogène ou ammoniacal ; mais pour les maladies chroniques, nous trouvons les partisans de cette cause endémique bien embarrassés.

Dans le voisinage des lieux palustres, le tribut lunaire s'établit avec peine à l'âge de puberté, parce que l'oscillation des vaisseaux de l'utérus languit, par l'effet de la détente générale et la surabondance des hétérogénéités aqueuses. Voilà la vraie cause du clorisis et des pâles couleurs.

Leur traitement doit consister dans les évacuans et les purgatifs répétés, et ensuite dans les apéritifs et les emménagogues les plus puissans, gradués sur l'état de la maladie et le tempérament des personnes qui en sont travaillées.

La méthode anti-phlogistique du charlatan d'Arles, doit être sévérement proscrite.

Quant aux décolorations qui ne reconnaissent pas pour cause la suppression du tribut lunaire, et qu'on observe également chez les hommes, elles annoncent ordinairement des obstructions dans les viscères abdominaux, tels que le foie, la rate, le mésentère, etc., obstructions qui sont l'effet des maladies que l'on a essuyées, et surtout des fievres intermittentes rebelles ou de longue durée; on doit les combattre avec les chi-

coracées , les plantes apéritives et désobstructi-
ves , et par les purgatifs.

Nous traiterons encore de ces décolorations à
l'article des différentes espèces de cachexies.

DE LA JAUNISSE.

Elle est encore endémique dans les lieux palustres ; mais elle n'est rebelle que lorsqu'elle at-
taque des personnes qui portent des obstructions
anciennes dans les viscères épigastriques , ou lorsqu'elle est l'effet de ces mêmes embarras. Notre
Diarium practicum paludosum, qui nous offre qua-
tre-vingts jaunisses , ne présente que deux ictères , dont la terminaison ait été fâcheuse ; elles
dégénèrent l'une et l'autre en ascite ; elles avaient
été produites par des obstructions anciennes et
rebelles.

On combat avec succès cette maladie, avec les
émétiques et les purgatifs , et ensuite avec les
végétaux désobstruans et apéritifs , plus ou moins
énergiques, suivant l'âge , le sexe , le tempérament et les habitudes du sujet ; l'on a ensuite
recours aux pilules savoneuses.

Si l'ictère résiste à ces secours continués pendant deux mois , on doit ordonner au malade
d'avaler, pendant cinq ou six jours consécutifs ,
et le matin à jeûn , un œuf frais , tel qu'il a
été pondu , ou pour mieux dire , sans le faire
cuire.

DES MALADIES CUTANÉES.

L'usage du vin et de la toile, a fait disparaître les maladies cutanées. a dit, avec autant d'esprit que de vérite, un Médecin Français ; mais
comme l'on ne peut boire par-tout du vin, et avoir
par-tout des chemises souvent blanchies, il s'ensuit qu'il existe encore des maladies cutanées ;
elles sont endémiques dans les lieux palustres.

Dans un Mémoire, couronné par la ci-devant
Société de Médecine de Paris, nous avons traité
fort en détail des maladies de la peau, et de leur
traitement, qui doit être aussi varié que les causes qu'elles reconnaissent ; nous donnerons bientôt au Public cet ouvrage d'observation ; nous y
renvoyons nos Lecteurs ; quoique ces affections
cutanées soient presque toujours produites par
l'acreté des humeurs, et sur-tout de la lymphe,
que les anti-phlogistiques et les bains les combattent avec succès dans les pays salubres, ces
moyens curatifs doivent sévèrement être proscrits
du traitement de ces maladies, dans les contrées
palustres ; les bains et les grands anti-phlogistiques, qui forment la méthode curative de l'empirique d'Arles, produisent les plus fâcheux effets ; en ajoutant à la détente générale des solides, qui est l'effet de la constitution de l'air
palustre, ils détermineraient bientôt des œdèmes,
des infiltrations, et même des fièvres intermittentes, comme nous l'avons observé plusieurs fois

dans le cours de notre pratique ; on ne doit donc combattre ces affections cutanées , qu'avec les dépuratifs qui sont recommandés contre chacune d'elles.

DU RHUMATISME.

Dans tous les pays et dans toutes les circonstances où l'insensible transpiration est affaiblie ou interceptée , où la circulation des fluides languit , les humeurs doivent stagner , croupir , s'entasser , s'épaissir dans les visceres , dans les muscles , dans les membranes , dans les différentes organes secrétoires , enfin dans tout le système vasculeux.

D'après ce qui a été dit jusqu'ici , sur la nature et les effets de la constitution marécageuse de l'air , on ne sera pas étonné de trouver le rhumatisme dans la classe des maladies chroniques endémiques dans le voisinage des eaux stagnantes ; ce sont sur-tout les soldats , les cultivateurs , les personnes exposées à coucher sur un sol humide , ou en plein air , à manquer de vêtemens ou de couvertures pendant la nuit , qui y sont le plus exposées.

Cette maladie ne reconnaît d'autre cause , suivant tous les Médecins , que la stagnation des humeurs dans les muscles , et sur-tout dans les membranes. La culotte aponévrotique qui recouvre les muscles de la cuisse est très-souvent le siège de ces congestions et de cette maladie.

Il en est de plusieurs espèces. Les uns sont vraiment aigus, relativement à l'intensité de leurs symptômes, aux insomnies, et à la fièvre qui les accompagnent.

Les autres sont chroniques, et plus modérés. Il en est encore qui sont fixes, et d'autres erratiques.

La saignée plus ou moins répétée, la diète la plus sévère, les anti-phlogistiques associés aux légers diaphorétiques, et les narcotiques, sont les seules armes avec lesquelles on doit combattre le rhumatisme aigu, lors de son invasion.

Lorsque l'intensité et la chaleur des premiers symptômes paraissent modérées, par l'usage de ces remèdes, on a recours à un minoratif doux, que l'on répète quelques jours après, suivant l'état des premières voies.

On prescrit ensuite des diaphorétiques plus puissans, qu'on a toujours soin d'associer à quelque délayant, capable d'en modérer l'action ; le petit lait coupé avec les diaphorétiques et les sudorifiques, tels que la squine, la salse-pareille, le gayac, le sassafras, la bardane, le scordium, les fleurs de sureau, de coquelicot, remplit très-bien l'indication curative, qui est de rétablir l'insensible transpiration, et de détruire la stase et l'obstruction de l'humeur rhumatismale.

Dans le traitement du rhumatisme chronique ou modéré, la saignée est rarement nécessaire. On peut cependant commencer ce traitement par un doux minoratif, et l'on prescrit ensuite les remèdes indiqués dans le paragraphe précédent. Si la maladie résiste à leur usage continué un mois et même plus , on fait appliquer un grand emplâtre de vésicatoire sur le siège de la douleur. Ce topique est bien capable de détruire cet engorgement lymphatique ; il a produit sous nos yeux , et dans plusieurs circonstances , des effets heureux ; les fumigations faites avec des plantes émollientes, sont très-propres à ouvrir les pores et à adoucir cette humeur, devenue acrimonieuse par son séjour.

Mais souvent le siège de la congestion est trop profond pour pouvoir être détruit par l'effet des cantharides. Dans ces circonstances , nous avons employé , avec des succès marqués , les frictions mercurielles , à des doses modérées ; nous nous servions du mercure, non comme anti-vénérien, mais comme un des plus puissans discussifs , apéritifs, et comme dépuratif.

Observation. Pierre Jolin , Nastur , Valais , Ourdan , soldats ou gens de force , attaqués depuis plusieurs mois, de douleurs rhumatismales fixes , avaient inutilement employé plusieurs topiques, et pris des remèdes internes très-indiqués ; les frictions mercurielles eurent bientôt triomphé de ces douleurs. Nous avons publié dans le Journal de Médecine , un Mémoire sur cet objet ; nous y renvoyons nos lecteurs.

De grandes vessies de porc , remplies d'une décoction émolliente très-chaude , appliquées sur le siège de la douleur , sont encore bien propres à ouvrir les pores cutanés, et à rétablir la transpiration. Ce puissant secours a toujours procuré du soulagement au malade, et dans quelques circonstances, il a produit une entière guerison.

Observation. Boyer, jardinier, d'une habitude de corps haute, d'un tempérament sanguin et fort, âgé de 5o ans, éprouvait depuis quatre jours des douleurs rhumatismales atroces, et qui lui faisaient jetter les hauts cris ; le siège de la maladie était dans la partie supérieure et externe de la cuisse droite. Les narcotiques, les saignées et les topiques de toute espèce, avaient été employés sans succès ; l'insomnie la plus cruelle, jointe à des douleurs atroces, avaient jetté ce malade dans un état plus facile à concevoir qu'à exprimer ; nous fimes tout de suite appliquer sur le siège de la douleur, deux vessies de porc remplies d'une décoction émolliente très-chaude, dès-l'instant les douleurs cessèrent, comme par enchantement, le malade s'endormit, et ce premier sommeil dura trente-six heures. Les sudorifiques terminèrent cette guérison.

Hyppocrate recommande beaucoup ce topique dans la pleurésie. *Fomentorum autem optimum* (dit-il, *de victu*, *lib.* 11, *p.* 238) *quidem est aqua calida in utre aut in vesicâ, aut in vasculo æneo, aut testaceo adhibita.*

On oppose encore à ces douleurs rhumatismales rebelles, les eaux de Plombières, de Barèges, de Bourbonne, de Dax, de Vichi, de Bourbon-l'Archambault, de Balaruc, de Bagnères, de Greoux , de Digne , d'Aix - la - Chapelle , **du** Mont-d'Or , soit en bains , soit en douches , soit intérieurement. La boue des eaux de Cauterets , de St.-Amand , de Bourbonne , de Vichi , de Digne , d'Aix-la-Chapelle, le sable de mer échauffé par le soleil , sont encore de puissans moyens curatifs.

On fait aussi appliquer avec succès , sur **le** siège de la douleur, des flanelles , des peaux préparées qui , en donnant une douce chaleur à ces parties , peuvent rétablir l'insensible transpiration et soulager le malade.

Nous avons vu des rhumatismes anciens et rebelles , compliqués même de goutte , qui avaient rendu les malades perclus de tous leurs membres, guéris par un remède que nous n'oserions conseiller , mais que nous croyons devoir faire connaître. C'est le séjour du malade , pendant quelques heures , dans un four à pain ou de poterie , dont la chaleur provoque une sueur excessive.

L'électricité est encore un puissant remède contre les douleurs rhumatismales.

Brun , Chirurgien , âgé de 40 ans , d'un tempérament sanguin , fut attaqué d'un rhumatisme universel , accompagné d'un relâchement atonique dans tous les membres ; il ne pouvait pas même remuer un seul doigt du pied ou de la main. Les narcotiques calmaient les douleurs , mais ils entretenaient l'atonie générale ; il se soumit à l'électricité. Peu de jours après , il commença de remuer faiblement un doigt de la main, ensuite le poignet , puis le bras , enfin les extrémités inférieures. Ce moyen curatif , continué pendant deux mois , lui rendit l'usage de ses membres ; ils en restèrent cependant faibles et débiles , durant une année. Les eaux de Digne , l'équitation , achevèrent cette guérison. Ce Chirurgien jouit dans ce moment de la santé la plus brillante.

DE L'HYDROPISIE.

Toutes les espèces d'Hydropisies sont endémiques dans le voisinage des eaux stagnantes. Nous craindrions d'être trop longs , en traitant de chacune d'elles en particulier , et d'une manière détaillée ; mais nous ne devons pas taire que , relativement à leurs causes, les unes sont produites par des obstructions anciennes dans les viscères du bas-ventre , et ce sont les plus difficiles à guérir. Les autres, reconnaissent pour cause la seule molesse de la fibre , sa laxité, la faiblesse de sa réaction , et la stagnation des humeurs et leur défaut de consistance.

Une observation bien importante , et qui doit fixer l'attention de tous les gens de l'art, c'est qu'on ne trouve dans le voisinage des eaux stagnantes aucune de ces espèces d'hydropisies qui doivent être combattues par les anti-phlogistiques et les délayans , et que la méthode curative de l'empirique d'Arles doit être sévèrement éconduite

duite dans le traitement de cette maladie, et même de toutes les affections chroniques, même nerveuses.

La première espèce d'hydropisie, c'est-à-dire, celle qui reconnaît pour cause des obstructions anciennes dans le foie, le pancréas, la rate, le mésentère, doit être combattue par les apéritifs gradués et adaptés au viscère obstrué, au tempérament, à l'âge, au sexe du malade. Si les bouffissures font des progrès rapides, on passe par une graduation prompte et subite, des apéritifs moins énergiques aux plus puissans. On ne les donne pas dans un véhicule aqueux, mais dans du vin. Nous avons employé plusieurs fois, avec succès, dans ces circonstances, le vin anti-hydropique. Ce sont les apéritifs les plus actifs que l'on met à infuser pendant quelques jours dans du vin blanc. Le malade prend, deux ou trois fois par jour, deux onces de ce vin médicamenteux.

On aide l'action des apéritifs par un régime tonique et fortifiant, par un exercice soutenu : les malades s'y refusent ordinairement, parce que leurs extrémités inférieures œdémateuses, sont pesantes et difficiles à mouvoir : on doit leur montrer les dangers d'une vie oiseuse, molle et sédentaire ; les avantages du mouvement qui, en sollicitant des oscillations plus énergiques dans tous les solides, augmente nécessairement les secrétions, et évacue les sérosités, soit par la voie de la transpiration, soit par celle des urines.

Observation. Le Citoyen L.**, âgé de trente-

O

deux ans , d'un tempérament sanguin , d'une habitude de corps courte et moyenne , avait contracté , à la suite des fièvres intermittentes , des
obstructions dans tous les viscères du bas-ventre.
Ces obstructions, dont quelques unes étaient sensibles au tact , le rendaient pâle , décoloré et
essoufflé , après le plus léger exercice. Ayant négligé toutes ces indispositions , il se manifesta
tous les soirs des œdèmes aux extrémités inferieu-
res ; elles firent des progrès. Les bouffissures ga-
gnèrent les cuisses , les parties génitales , et même l'abdomen. Nous arrêtâmes leurs progrès par
des apozèmes apéritifs , auxquels nous ajoutions,
tous les huit jours , quelques purgatifs. L'usage
continué de ces remèdes , dissipa entièrement les
bouffissures et une grande partie des obstructions.
L'année suivante , les mêmes moyens curatifs
terminèrent la guérison de cette maladie.

L'autre espèce d'hydropisie , qui n'est produite
que par la détente de la fibre , l'insuffisance de
ses oscillations , et la diathèse séreuse et lâche
des humeurs , cède facilement à l'usage des toniques , des amers associés aux incisifs et aux
apéritifs. Les racines de bruscus , d'asperges ,
d'éringium , de chardon étoilé , d'ache , de persil , les feuilles d'aurone , de camphorata , de véronique , de gratiole , de cocléaria , de cresson ,
de marrube blanc , le safran antimonié de Stal ,
et les autres préparations martiales , les cloportes
préparées , le sel de genet , celui d'absinthe , les
préparations scillitiques, enfin les pilules toniques

de Bacher, fournissent des remèdes très-indiqués dans ces circonstances.

Les eaux minérales ne sauraient convenir dans le traitement de cette espèce d'hydropisie endémique dans le voisinage des eaux stagnantes. Quelles que soient leurs vertus, elles ajouteraient par leurs poids et par leur volume, à la détente et à la laxité de la fibre, qui est une suite bien naturelle de la constitution marécageuse de l'air.

Nous avons observé en Afrique, pendant le cours de notre pratique dans le voisinage des lieux palustres, et sur-tout parmi les femmes indigènes, une espèce de leucophlegmatie assez rare en France. C'est une infiltration générale des tégumens, depuis la tête jusqu'à la plante des pieds; mais aucun viscère, aucune capacité, n'offre des symptômes d'épanchemens et de collection séreuse. Les femmes indigènes, plus particulièrement attaquées de cette infiltration générale des tégumens, cessent de payer le tribut lunaire, sans que cette suppression puisse être considérée comme une cause de cette leucophlegmatie; elle n'en est que l'effet. Celles qui continuent à le payer, ont des règles décolorées.

Les purgatifs hydragogues et énergiques, l'usage des apéritifs chauds et actifs, associés aux stomachiques, aux toniques, combattent avec succès cette hydropisie des tégumens.

Enfin lorsque l'hydropisie ne cède pas aux secours de l'art et à la méthode curative que nous venons de proposer, on doit conseiller le changement d'air, et éloigner les malades des lieux bas et humides (1). Nous nous dispenserons de rapporter les nombreuses observations que nous avons faites dans le traitement de cette espèce d'hydropisie ; entourés de trop de matériaux, nous devons écarter ceux qui nous paraissent inutiles , et qui , sans éclairer davantage le lecteur, grossiraient, en pure perte , ce Mémoire, et le rendraient trop volumineux pour être admis au concours.

DES DIFFÉRENTES ESPÈCES
DE CACHEXIES ET D'OBSTRUCTIONS.

Quoique l'hydropisie ne soit réellement qu'une cachexie séreuse , nous avons cependant cru devoir consacrer un chapitre à l'examen de toutes ces espèces de cachexies et d'obstructions si familières dans le voisinage des eaux stagnantes. Nous les traiterons en grand. Plusieurs volumes suffiraient à peine , si l'on voulait entrer dans des détails minutieux sur ces différentes affections chroniques.

Nous nous bornerons à faire observer que les cachexies et les obstructions , si familières dans les pays palustres , dépendent bien rarement du seul vice et de l'altération exclusive des humeurs

---

(1) L'air vif, sec et tonique de la Ville de la Ciotat, dissipe en peu de jours ces œdèmes , et guérit toutes les affections qui proviennent du relâchement de la fibre animale.

animales. Les solides ont la plus grande part à leur dégénérescence, à la désunion de leurs principes constitutifs, à leur diathèse séreuse et vapide. C'est la détente de la fibre (et nous ne nous lasserons jamais de le répéter) ; c'est là faiblesse et l'insuffisance de ses oscillations, qui contribuent si puissamment à faire dégénérer les liquides de leurs qualités naturelles. Ces vices des solides sont les effets immédiats de la constitution marécageuse de l'air ou des différentes maladies aiguës qui ont été les suites de cette diathèse athmosphérique.

Les obstructions produites par ces causes réunies ou isolées, ont sur-tout lieu dans les viscères épigastriques, dans le foie, la rate, le pancréas, le mésentère. *Pringle* parle des obstructions qu'il vit succéder aux fièvres intermittentes. Leur siège était la rate. Les Soldats l'appellaiet *le gâteau de la fièvre*.

L'ouverture de plusieurs cadavres de personnes mortes de ces maladies chroniques, nous a constamment offert des obstructions, ou dans le foie, ou dans le pancréas, ou dans la rate, ou dans le mésentère. Dans quelques sujets, les poumons n'étaient pas exempts de ces congestions. Ils étaient parsemés de tubercules qui n'étaient pas venus en supuration.

Les symptômes qui caractérisent ces cachexies, ces obstructions, sont en général des lassitudes, de essoufflemens après le plus léger exercice, l'inappétence, des pesanteurs et des faiblesses d'estomac, des flatuosités, des borborigmes, le dérangement des digestions, et sur-tout de légers œdemies aux extrémités inférieures ; enfin la décoloration du visage, symptôme qui parle encore mieux à l'œil du Médecin exercé, que les rapports les plus circonstanciés du malade.

Dès que la santé est altérée, que les secrétions ou les excrétions sont viciées par une cause quelconque et durant un certain espace de temps, il s'établit dans le corps animal un état maladif, un état de langueur appellé cachexie, qui, suivant l'illustre *de Sauvages* (1), *est vitiosus corporis habitus quoad volumen, æqualitatem, levitatem et colorem.* Aussi distingue-t'on autant de sortes de cachexies, que de causes qui peuvent la produire. Il y a des cachexies bilieuses, il y en a de séreuses, de rachitiques, de scorbutiques, de scrophuleuses, de véroliques, etc.

Il existe aussi deux espèces d'obstructions, l'une produite par des humeurs acrimonieuses et denses, dans lesquelles la fibre est roide et trop tendue ; et l'autre (et c'est celle que l'on observe exclusivement dans le voisinage des eaux stagnantes) produite par la diathèse séreuse, lâche ou visqueuse des fluides, et par la faiblesse des forces trusives des solides.

Dans le traitement de cette dernière espèce d'obstructions, les indications curatives sont de relever et de rétablir le ton de la fibre, de donner aux humeurs une agrégation plus serrée

______

(1) *Nosol. method.* tom. 2. p. 440.

(215)

dans leurs molécules, d'expulser les étérogénéités et les humeurs superflues, dégénérées et ré-
pandues dans le système vasculeux.

On remplit ces indications curatives, non par
des délayans, non par la méthode curative du
guérisseur (1) d'Arles, non par des aperitifs doux
et trop noyés, mais par des désobstructifs énergiques, associés aux amers et aux toniques. On
proportionne ces moyens curatifs aux différens
degrés de la laxité de la fibre, à la nature et
au siège des obstructions. Les racines d'éringium,
d'asperges, d'ache, de persil, de bruscus, d'a-
nonis, de patience sauvage, de chardon étoilé,
le galanga, les feuilles de cerfeuil, de cassis,
de gratiole, de marrube blanc, les plantes chicoracées et savoneuses, différentes préparations
martiales ou scillitiques, les cloportes préparées,
le sel de génet, le sel cathartique amer, les
bois sudorifiques, les anti - scorbutiques chauds
offrent des ressources bien précieuses dans le
traitement de ces sortes d'obstructions et de cachexies; on les donne sous la forme sèche, c'est-
à-dire, en pilules et en poudre, lorsqu'on veut
les rendre plus actifs, et lorsque la détente de
la fibre l'exige ; on les prescrit sous la forme humide, c'est-à-dire en bouillons, apozèmes, ptisannes, verrées, lorsqu'on veut adoucir et ménager leur action ; dans certains cas, on associe la

____

(1) Voyez son brillant traité des vapeurs; ouvrage marqué au coin du charlatanisme.

O 4

forme sèche à l'humide ; et c'est lorsqu'on craint que les apéritifs donnés en pilules ou en poudre n'irritent trop les solides.

On oppose avec succès, à différentes espèces de cachexie dans lesquelles il y a plus de détente dans la fibre que d'obstructions, les toniques, les balsamiques, les aromatiques, les racines de galanga, de bistorte, d'iris de Florence, d'énula-campana, d'impératoire, d'aneth, la cannelle, l'armoise, la matricaire, l'origan, les feuilles de laurier, d'oranger, de scordium, les baies de laurier, le daucus, les coraux, les yeux d'écrevisse, la craie, la rapure d'ivoire, celle de corne de cerf.

Les substances gommeuses, les résineuses, la rhubarbe, la thérébentine, le quina, le cimarouba, le cachou, l'écorce de Winter, celle d'orange, les différens cinnabres, les bézoards, l'antimoine, le succin, la myrrhe, les différens baumes naturels ou factices ; enfin les vins austères ont encore produit entre nos mains des effets heureux contre ces espèces de cachexies, où l'on observe plus de laxité dans la fibre que d'obstruction dans les viscères.

L'on a soin d'adapter les moyens curatifs à l'espèce de cachexie que l'on veut combattre.

Le régime de vie doit aider l'action des remèdes, et concourir à la guérison de ces obstructions et de ces affections cachectiques. Il doit être analeptique, fortifiant et tonique. Tous les végétaux relâchans, tous les fruits fondans et aqueux, doivent être sévèrement interdits. On conseillera l'usage du café. *Boerrhave* ne désapprouve pas, dans ces circonstances, le gros vin de France avec égale quantité d'eau.

L'exercice est encore un moyen curatif bien puissant, et sur-tout pour ces infortunés habitans des Villes accoutumés à l'oisiveté et à la molesse. Quoi de plus capable en effet, de soutenir l'oscillation des solides et leurs forces trusives, d'expulser les étérogénéités aqueuses qui surchargent toutes les humeurs, que le mouvement, la promenade à pied, ou l'équitation, dans un air libre et champêtre?

Hyppocrate et *Mercurialis*, recommandent principalement les promenades à pied ; on commence à les faire courtes ; on les proportionne aux faibles ressources des membres, et à la faiblesse des muscles ; on les augmente ensuite par degrés ; et même, selon *Boerrhave*, jusqu'à la course, lorsque la santé paraît se rétablir par leur moyen.

Peu-à-peu les forces musculaires augmentent, leurs oscillations deviennent plus énergiques et plus conformes à l'ordre des secrétions et des excrétions, et au vœu de la nature ; tous les viscères se fortifient, l'appétit se rétablit, ainsi que la santé ; et ce même exercice, dont le malade avait été fatigué les premiers jours, lui paraît enfin léger, lorsqu'on l'y a accoutumé par des gradations insensibles. L'on doit insister auprès d'eux sur l'efficacité de ce moyen curatif, auquel leur paresse ne se refuse que trop souvent.

Boerrhave rapporte l'observation tirée des hommes qui mendient leur pain dans les campagnes.

Ils ont, dit-il, la plante des pieds dure comme du cuir. Il donne cette observation comme une preuve bien sensible de l'efficacité de l'exercice dans le relâchement de la fibre. Ce savant Médecin guérit, par ce seul moyen, un enfant rachitique. Ses membres et tous ses tégumens étaient bouffis, infiltrés, relâchés, et ressemblans à une peau flétrie. Il commença par lui ordonner des frictions sèches, assez légères ; il les fit augmenter par degrés. Il lui prescrivit ensuite des promenades à pied, proportionnées à ses forces ; il parvint enfin, par des gradations insensibles, à lui faire exécuter des courses, qui le menèrent à une parfaite guérison.

Nos Juges et nos Lecteurs sont des Médecins d'un mérite distingué. Il nous paraît donc inutile de nous appesantir sur les avantages de ce moyen curatif ; il n'est pas seulement utile dans le traitement des obstructions et des différentes espèces de cachexies, mais encore dans toutes les maladies chroniques endémiques dans les lieux palustres.

Enfin, nous terminerons cette longue exposition des maladies qui sont une suite bien naturelle de la constitution marécageuse de l'air, par les réflexions suivantes :

Dès qu'une maladie chronique résiste aux secours de l'art qu'on lui oppose, on doit conseiller le changement d'air. Le malade doit se retirer dans un lieu sec et montueux, éloigné des eaux stagnantes, et même des eaux courantes, s'il est possible ; enfin dans une contrée où il puisse respirer un air sec et tonique. On sera étonné des avantages qu'il retirera de cette émigration. Ce moyen curatif est d'autant plus aisé à mettre en pratique, qu'il suffit très-souvent de faire cinq ou six lieues pour trouver un air tel que nous le conseillons.

Enfin les indications prises dans les symptômes des maladies chroniques qui fixent notre attention, déduites de l'âge, du sexe, du tempérament du sujet, de l'espèce de cachexie et d'obstruction que l'on veut combattre, doivent instruire l'homme de l'art, et lui servir de guide et de règle pour établir une méthode curative conforme aux besoins, aux ressources et aux vues de la nature; il ne s'égarera jamais, s'il se persuade que dans les maladies chroniques, familières aux pays marécageux, il est bien rare que la rigidité de la fibre et la densité acrimonieuse des humeurs jouent un rôle important, et que la plate théorie des nerfs-parchemins de l'empirique d'Arles, et la méthode meurtrière qui en est le résultat nécessaire, doivent être sévèrement proscrites dans ces contrées, comme ailleurs.

CHAPITRE IV.

Vues générales sur les maladies endémiques parmi les Bestiaux, dans le voisinage des eaux stagnantes.

S'Occuper de la santé des animaux utiles à l'homme, nécessaire à ses besoins les plus pressans, et qui, dans certains Départemens, ainsi que dans les premiers âges du monde, forment ses principales richesses ; c'est, selon nous, rendre un service important à la chose publique. *Ramazini* a traité de l'épidémie qui régna parmi les bœufs du Padouan ; *Lancisi*, de celle qui sévit en 1713 en Italie parmi les bœufs, et en 1712 parmi les bêtes asines. *Vitet*, *Paulet*, *Vicq-d'Azir*, *l'Abbé Teissier*, Médecins du plus grand mérite, se sont occupés de la médecine vétérinaire ; pourquoi rougirions-nous de rapporter dans cet ouvrage, ce que nous avons observé sur les effets produits par la constitution marécageuse de l'air, sur les bestiaux de ces malheureuses contrées ?

L'air qui avoisine les Marais et les Etangs, n'exerce pas seulement sa funeste influence sur l'homme ; elle s'étend encore sur les animaux, proprement dits ; et quoique les bêtes azines et les bestiaux se soient moins écartés des lois simples de la nature , et aient moins dégénéré de leur heureuse constitution primitive par la domesticité , que l'homme par la civilisation , ils ne laissent pas cependant d'être soumis , comme lui , aux influences des constitutions vicieuses de l'air athmosphérique qu'ils respirent en commun.

Des Auteurs , dignes de foi , rapportent que dans certains pays affligés de la peste , l'on avait vu des chiens et des chats attaqués de bubons pestilentiels.

Nous avons observé pendant deux années (en 1776 et 80) que les animaux mêmes qui vivent dans les forêts , étaient atteints d'une maladie épidémique particulière. Les chemins étaient , pour ainsi-dire , jonchés de loups et de renards morts ou mourans. Leur maladie les portait à se jetter sur les grands chemins. Les animaux malades n'avaient plus la même terreur à l'aspect de l'homme. On eut dit qu'ils se jettaient par troupes sur sa voie , pour lui demander l'assistance et des remèdes contre leurs maux.

Leur maladie , qui était la même que celle que l'on observait parmi les chiens , consistait en une faiblesse et un tremblement dans les extrémités ; ils vacillaient en marchant , et témoignaient la plus grande aversion pour les alimens ; ils vomissaient des matières glaireuses , bilieuses même ; ils étaient attaqués de la fièvre et d'un flux de ventre , tantôt stercoreux , tantôt lyentérique, tantôt bilieux , et tantôt dyssentérique; ils périsaient presque tous. Cette maladie paraissait avoir beaucoup de ressemblance avec l'intermittente, puisque l'exacerbation était précédée de frisson, d'horripulation, d'un froid remarquable aux naseaux et aux oreilles.

« Quant au bétail, dit *Huguenin* (1), que
» l'agriculture emploie, dont les forces, la va-
» leur intrinsèque et le produit contribuent si évi-
» demment à la population, il est encore d'ex-
» périence constante que rien ne peut lui être
» plus nuisible et plus contraire que le voisinage
» des Etangs. »

Cet Auteur estimable porte ses regards sur les herbes dont se nourrissent les bestiaux dans les pays marécageux. Après avoir parlé des qualités que doivent avoir les alimens dont on les nourrit, il les met en parallèle avec les herbes qui crois-sent dans les Marais et au bord des Etangs.

« Ces herbes ne paraissent grasses, dit-il p.
» 35, que parce qu'elles sont pleines de sucs
» marécageux, qui les enivrent et qui les
» noient ; mais elles sont aigres et peu nourris-
» santes ; ce qui le prouve évidemment, c'est
» qu'en les faisant sécher, elles ne donnent
» qu'un foin blanc et aride, qui n'a ni poids,
» ni consistance, ni cette bonne odeur du foin
» ordinaire. »

Cette observation judicieuse et vraie du Cit. *Huguenin*, qui n'est cependant pas initié dans les mystères de notre art, justifie notre opinion

---

(1) Mémoire sur les Etangs, couronné par l'Académie de Lyon, p. 33.

sur les qualités inertes et vapides de tous les alimens quelconques fournis par les contrées marécageuses (voyez le paragraphe). *Hyppocrate* (1) avait fait la même observation sur les fruits qui croissaient parmi les phasiens. *Frutusque omnes quæ hic nascuntur*, dit-il, *præ copiá aquarum sunt effæminati et imperfecti.*

Le Cit^{en.} *Huguenin*, justement couronné par une célèbre Académie, ajoute page 35 : « Ce-
» pendant le bétail en pâture, s'attache volon-
» tiers à ces herbes, parce qu'elles sont abondan-
» tes, tendres, et d'une poussée vigoureuse. Pour
» s'en repaître, il entre dans les Marais, y reste
» tant qu'il trouve à mordre, et s'y refroidit ;
» de-là les engorgemens des jambes, le roidisse-
» ment des nerfs, et la pesanteur de l'animal de
» trait, qui ne sait plus employer ses forces com-
» me il le faisait ailleurs, où la nature lui avait
» servi des alimens plus substantiels, et les mo-
» yens d'en user sans se détruire. »

Il fait encore remarquer, dans le paragraphe suivant, que ces plantes humides forment un dépôt aqueux dans l'estomac, qui éloigne la soif et le besoin de boire ; mais qui donne lieu aux indigestions, à l'irritation, aux enflures.

Vitruve, dit *Lancisi* (2), fait remarquer que les anciens qui voulaient fonder des Villes, ou établir des Camps à demeure, ne s'attachaient

---

(1) *De sanorum victûs ratione*, p. 43.
(2) *De nox. palud. effluv.*

à connaître les qualités de l'air que par l'inspection des viscères du bétail qui paissait dans ces
contrées ; s'ils les trouvaient viciés ou livides, *so-
lum vertebant , aliò commigrantes* , ils portaient
ailleurs leurs pas.

En effet , l'ouverture du cadavre des bestiaux,
nés ou établis depuis long-temps dans des lieux
palustres , comparée avec celle de ces mêmes animaux , arrivés depuis peu des contrées éloignées
d'eaux stagnantes , offre des singularités et des
différences remarquables. Dans les viscères épigastriques des premiers , on ne voit que , etc. etc.

Mais la Société Royale n'ayant rien demandé
de relatif à cet objet , nous croyons devoir supprimer ce chapitre , déjà assez long. Nous nous
engageons à lui faire parvenir nos observations sur
les maladies des bestiaux , à sa première récla-
mation ; elles sont terminées par les réflexions
suivantes :

*Propriétaires de bestiaux , éloignez-les des Ma-
rais et des Etangs.*

*Sont - ils malades , faites les émigrer sur des
lieux montueux et secs , où il croisse des plantes
aromatiques.*

CHAPITRE

CHAPITRE V.

Comment la constitution marécageuse de l'air se combine avec les quatre autres constitutions de l'année, qui sont l'Inflammatoire, la Catharrale, la Bilieuse et l'Atrabilieuse, et comment elle les modifie.

LA constitution marécageuse de l'air n'est point la même, quant à sa nature et à ses effets dans tous les lieux palustres. Elle est plus ou moins intense et saillante, suivant l'étendue des eaux stagnantes, leur nature, leur éloignement, leur situation, leur position, suivant l'exposition des habitations, le règne le plus constant des vents, la température des contrées, et suivant une infinité d'autres phénomènes athmosphériques ; elle détermine aussi, suivant ces variétés et ces différens degrés d'intensité, des effets plus ou moins énergiques, plus ou moins pernicieux et délétères. Il est donc essentiel de faire connaître comment les quatre constitutions athmosphériques de l'année, qui sont l'Inflammatoire, la Catharrale, la Bilieuse et l'Atrabilieuse, sont modifiées par les variétés de la constitution athmosphérique de l'air, variétés qu'il nous paraît nécessaire d'examiner en détail.

P

Les émanations marécageuses de l'air sont rendues plus ou moins pernicieuses et délétères.

1°. Par l'étendue et l'abondance des Marais,
des Étangs et des Lacs.

2°. Par la nature des eaux stagnantes.

3°. Par leur proximité ou leur éloignement.

4°. Par leur situation, relativement aux habitations.

5°. Par la température des contrées.

6°. Par le règne le plus constant des vents,
et leur nature.

7°. Par une infinité de phénomènes athmosphériques.

8°. Par les habitudes physiques et morales des
peuplades.

Il nous paraît inutile de parler de la saison
de l'année, puisque dans l'un et l'autre hémisphère, c'est toujours dans la saison chaude que
cette cause endémique détermine des maladies.
Observation qui n'est rien moins que favorable au
système des miasmes.

Nous avons dit 1°. *par l'abondance et l'étendue
des eaux stagnantes.*

Cette proposition n'a pas besoin de dévelope-
ment ; il est clair qu'un petit étang circonscrit
dans des bornes étroites , et qui n'a pas cent
pieds de pourtour , communiquera moins d'humidité à l'athmosphère , que celui qui a une
lieue de circonférence ; il est encore bien évident
qu'un seul étang ou un seul marais isolés , seront moins pernicieux que plusieurs étangs ou
marais de la même grandeur , et sur-tout si les

habitations sont situées áu centre de ces eaux stagnantes.

2°. *Par la nature des eaux croupissantes.* Cette proposition exige sans doute un plus grand développement. Les marais sont en général plus dangereux que les étangs , toutes choses égales d'ailleurs.

Les étangs et les marais peuvent être formés, suivant *Lancisi* (1) , de cinq manières differentes ; 1°. par l'eau pluviale, 2°. par celle de fontaine , 3°. par des eaux minérales , 4°. par l'eau de rivière , 5°. par celle de la mer.

Il pense , avec fondement , que lés marais et les étangs, formés par le mélange de plusieurs espèces d'eaux , et sur-tout d'eaux minérales , sont en général plus nuisibles que ceux qui sont le produit des pluies.

Il prononce encore que les eaux stagnantes bourbeuses , vaseuses ou fangeuses , sont bien plus pernicieuses que celles qui sont claires, et qui ont une certaine profondeur : il pense que celles qui offrent des plantes ou des insectes putréfiés ; celles qui sont , pour me servir de ses propres expressions, *visu graves, tactu densæ , gustu acres , odoratu fœtidæ ,* sont les plus nuisibles.

Celles qui sont fournies par les eaux pluviales, qui ne peuvent se frayer une route vers la mer, ou dans une rivière , lui paraissent les moins pernicieuses ; il les juge même utiles.

----

(2) *De noxiis pal. effluv.* p. 16.

Nous sommes d'un avis différent ; dans le ter-
roir de notre patrie il existe une plaine basse,
et d'une lieue de pourtour , appellée *Palums*,
nom qui exprime assez qu'elle fut autrefois un
marais couvert de joncs , avant que l'on eut pratiqué des canaux pour son desséchement. Dans
plusieurs occasions , des pluies abondantes ont
de nouveau transformé cette plaine en marais ;
dans toutes ces circonstances , les fièvres intermittentes et les maladies aiguës , dont nous avons
parlé plus haut , ont sévi dans le voisinage de
cette plaine, submergée par les eaux pluviales.

Les lacs , les étangs considérables, profonds,
agités et remplis de poissons , exercent sur l'é-
conomie animale une influence moins délétère.
C'est encore l'opinion de *Lancisi* , à laquelle nous
ne saurions souscrire, parce qu'elle n'est pas conforme à nos observations ; ils sont moins pernicieux s'ils ont des digues hautes et élevées , *pre-
sertim* , dit-il , *si margines habeant , nullis quod
rarissimum est , arundinibus aut juncis impeditos.*

Plus un étang contient d'eau de mer ou d'eau
salée , moins son influence est morbifique ; il
prononce même qu'un étang formé par l'eau seule
de la mer , *omni fere noxâ vacat.* Il cite à l'appui
de son assertion, *Ludovicus Testius* , qui atteste
que l'air de Venise est très-salubre , quoique cette
grande Ville soit toute entourée de marais formés
par l'eau de la mer. Il aurait encore pu rapporter
l'exemple tiré de la salubrité de l'air que l'on respire dans les Villes maritimes ; c'est en effet celui où l'on observe le moins de maladies , et où

la santé de l'homme prospère davantage. Ainsi, plus un étang recevra d'eau salée, et moins son influence sur l'économie animale sera pernicieuse.

Ceux qui ont été lavés et renouvellés par une eau abondante, par exemple, par un fleuve débordé, lui paraissent les moins dangereux. *Innoxiæ sunt*, dit-il, *qui recenti ac purá limpha perluuntur*. Nous avons dit plus haut que notre avis n'était pas conforme à celui du Médecin de Rome.

Ces généralités doivent suffire sur les effets plus ou moins pernicieux des étangs, relativement à leur nature.

Mais nous osons demander aux concurrens qui se sont attachés avec tant de soins à l'analyse des gaz qui s'élevent des eaux stagnantes, pour en tirer des conséquences et des inductions favorables à leur système, s'ils ont analysé les gaz fournis par tous ces différens étangs ? Car les eaux croupissantes doivent fournir des gaz aussi variés que leur nature, leur formation et leur mixtion sont variées.

Chaque concurrent s'est contenté d'analyser les eaux stagnantes de son voisinage et les gaz qui s'en élevent, et dans ses différentes analyses, il a cherché de rapprocher ses résultats des expériences *de Volta*, *de Le Sage*, *de Chaptal*, *de Priestley* et *de Fontana*.

Enfin, les concurrens ont-ils fait entrer dans leurs calculs sur l'influence morbifique de ces gaz (en supposant que leur nature et leurs qualités soient les mêmes, quelle que soit l'eau stagnante qui les fournit) ; ont-ils fait entrer, dis-je, dans leurs calculs, l'abondance et l'étendue des marais et des étangs, leur proximité ou leur éloignement des habitations, leur position relativement aux Villes, la température des contrées, le règne le plus constant des vents ? Ont-ils considéré que l'eau de mer, dont le voisinage est si salubre, offre aussi des bluettes de feu sans nombre, et même des gaz ? Quelques Médecins de nos jours font un étrange abus de cette précieuse découverte. Ils ont prostitué cette doctrine ; ils ont bâti sur elle des systêmes ; ils en ont tiré des explications bien faciles à trouver ailleurs. On ne peut s'empêcher de rire, en lisant leurs productions systématiques. Si tel gaz prédomine, il en naîtra telle affection ; si tel autre gaz est plus abondant dans l'athmosphère, il en résultera telle autre maladie. Nous leur demanderions volontiers quelle est l'espèce de gaz qui produit la maladie des systêmes ? Est-ce l'azothique, ou l'hydrogène ? il est assurément bien répandu ce gaz ?

3°. *La proximité de ces causes endémiques.* Plus les eaux stagnantes sont voisines des habitations de l'homme, et plus leur influence est morbifique et pernicieuse, toutes choses égales d'ailleurs. Ici l'étendue doit être calculée avec l'éloignement. Un petit étang ou marais, placé aux portes d'une Ville, sera conséquemment plus nuisible qu'un étang d'une circonférence double, placé à une lieue.

En général, ces causes endémiques n'étendent

guère leur funeste influence à plus de trois lieues,
à moins qu'elles ne soient très - considérables,
très-étendues ou multipliées. Cette règle est sûre.
Une Ville située à trois lieues d'un étang considérable, en recevra tout au plus les faibles influences, (dont nous parlerons à l'article des effets de la constitution marécageuse faible et modérée) si elle est située sous le vent dont le
règne est le plus constant.

4°. *Par la situation des marais, des étangs et
des lacs, respectivement aux habitations.*

En général, ces causes endémiques, placées
du côté du midi, relativement aux Villes et Villages, sont plus pernicieuses que lorsqu'elles existent du côté du nord, parce que le vent chaud
de midi renforce dans tous les pays les effets de
cette cause morbifique, tandis que le vent du
nord emporte au loin ces exhalaisons par son im-
pétuosité ordinaire, et corrige, par sa fraîcheur,
cette diathèse humide de l'air.

Le site des habitations concourt encore puissamment à modérer ou à renforcer l'influence
morbifique et endémique des effluves marécageux.
On ne peut rien dire de mieux pensé que ce
que dit à ce sujet *Lancisi* (1). En général, les
Villes bâties sur des hauteurs, sur des côteaux
et sur des montagnes, sont moins incommo-
dées par le voisinage des eaux stagnantes,
que celles qui sont dans des lieux bas, ét sur-

____

(1) *De noxiis pal. effl.* p. 19.

tout si elles sont exposées au nord. L'on sait, par expérience, que les vents alisés sont plus sensibles dans les plaines et les lieux bas, tandis que sur les hauteurs ils sont aussi constans que salutaires.

Mais dans quelques occasions les habitations bâties sur des hauteurs, sont très-maltraitées par les causes endémiques dont nous nous occupons; c'est lorsqu'elles sont exposées en amphithéâtre du côté du midi, et que les étangs sont situés du même côté. Telle était la position du Bastion de France, dont nous avons parlé dans les premières pages de cet ouvrage, et qui fut entièrement dévasté par ces maladies endémiques, et abandonné par la Comp.ᵉ d'Afrique. Ces généralités doivent suffire sur cet article.

5°. *Par la température des contrées.* Puisque les maladies produites par cette cause, ne sévissent qu'en été, il est clair que plus la température du pays sera chaude, et plus les effets de l'influence des eaux stagnantes seront intenses et pernicieux. Ainsi donc les marais, les lacs et les étangs, toutes choses égales d'ailleurs, exerceront sur l'économie animale une influence plus destructive à Batavia, à Java, en Afrique, en Italie, en Corse, enfin dans le midi de l'Europe, qu'en Hollande, en Suède, en Dannemarck, en Russie. Cette proposition n'a pas besoin d'un plus grand développement.

6°. *Par le règne le plus constant des vents.* Les vents chauds, de quelque côté qu'ils soufflent, renforcent l'influence endémique des émanations stagnantes, en ajoutant à la détente de la fibre animale ; mais ils sont plus dangereux encore s'ils poussent les vapeurs marécageuses du côté des habitations. Les vents frais ou froids, ceux-là même qui poussent les exhalaisons stagnantes et humides vers les Villes, sont les moins pernicieux. Les vents violens, sont en général très-salutaires, et sur-tout lorsqu'ils sont frais, parce qu'ils balayent avec force les impuretés de l'air, qu'ils opèrent dans l'athmosphère des déplacemens et des locomotions considérables, et en général avantageuses, qu'ils emportent au loin les émanations locales et endémiques, et qu'ils les remplacent par une colonne d'air exotique et infiniment plus salubre.

7°. *Par une infinité de phénomènes athmosphériques.* En effet, une infinité de causes relatives aux différentes qualités de l'air, à ses différentes constitutions, peuvent renforcer, affaiblir, modifier, rendre même nulle l'influence morbifique des émanations stagnantes ; aussi voit-on quelquefois dans le voisinage d'un marais ou d'un étang considérable, s'écouler une ou deux années sans observer les effets de leur influence morbifique, tandis que les maladies endémiques qui en sont les suites ordinaires, séviront avec force les années subséquentes. Comment expliqueront ce phénomène les partisans des miasmes marécageux ? Repoussons avec indignation cette cause morbifique, qui nous ramenerait aux causes occultes qui souillèrent certain âge de la Médecine, et dont la saine raison et la philosophie ont

fait une justice éclatante. Cette quantité de cachexies et de flux de toutes les espèces ; ces
visages pâles et décolorés ; ces jambes œdémateuses ; ces solides infiltrés de sérosités, qui frappent les premiers regards d'un Officier de Santé,
qui va s'établir dans le voisinage des eaux stagnantes, ne suffisent-elles pas pour l'éclairer sur
les véritables causes des maladies qu'il observe ?
ne reconnaît-il pas au premier coup - d'œil la
laxité de la fibre, l'insuffisance des oscilla-
lations du système vasculeux, la langueur dans
les secrétions et les excrétions, la faiblesse du
mouvement péristaltique des viscères épigastriques, la contexture vapide, lâche, inerte et
aqueuse des humeurs, dont parle *Richter* dans
son excellent Traité *de tenuitate humorum temerè
laudatâ. Opuscul. med.* tom. 1. p. 360. Ces données, ces causes morbifiques qui frappent ses premiers regards, ne suffisent-elles pas pour l'éclairer ? Eh bien, les heureux effets des évacuans,
la quantité prodigieuse de matières érugineuses
et hostiles dont ils sollicitent l'évacuation salutaire, enfin la nécessité des toniques, acheve-
ront de l'éclairer et de le convaincre, s'il ne
porte pas, dans l'exercice de son art, un esprit
enchaîné par les préjugés. Est-il donc besoin de
recourir à des miasmes chimériques et ridicules,
pour expliquer les causes des maladies nombreuses qu'il observe ; ce système erroné, qui a eu
deux ou trois partisans d'un mérite distingué,
prend sa source dans la manie qu'ont certains
Médecins d'écrire sur des sujets qu'ils ne con-

naissent pas , et sur les effets morbifiques des eaux stagnantes , sans avoir jamais observé et étudié leur influence par un séjour suffisant dans leur voisinage.

Le règne plus ou moins constant des vents frais ou chauds, lents ou impétueux , l'abondance ou la pénurie des pluies , certains effluves terrestres locaux, des émanations insolites végétales ou minérales , ces *alterationes inexplicabiles quæ in terræ visceribus pendent* , dont parle *Sydenham* , et qui font naître des maladies dans les contrées les plus salubres , sont autant de phénomènes capables de modifier , de modérer , de renforcer , et quelquefois de détruire entièrement l'influence morbifique de cette cause endémique. J'ai dit *l'abondance ou la pénurie des pluies ;* en effet, des pluies abondantes et constantes , donnent à l'air une constitution semblable à celle qui est produite par les effluves marécageux. C'est ainsi qu'à Thase des pluies abondantes , durant une automne et un hiver tièdes , produisirent , au rapport d'*Hyppocrate* (1) , toutes les maladies endémiques dans les lieux palustres.

8°. *Par les habitudes physiques et morales des peuplades.* Telle est en effet la force impérieuse de l'habitude, que le corps animal se fait et se plie , pour ainsi-dire , aux causes les plus propres à opérer sa destruction. *Mitridate* s'était habitué à manger de la ciguë ; un Turc prend , sans en

---

(1) *De morbis popularibus.*

être le plus légèrement incommodé , une dose d'opium qui ferait périr quatre Français , s'ils se la partageaient. C'est ainsi que les indigènes'des contrées marécageuses semblent avoir reçu de la nature un tempérament propre au pays qu'ils habitent ; aussi sont-ils attaqués plus rarement des maladies qui moissonnent les étrangers.

Il est encore bien sensible que les ouvriers qui travaillent dans les lieux bas et humides ; ceux qui manquent de vin ou de liqueurs ; ceux qui sont employés au fauchage des prés , à l'arrosement des terres , au curage , au desséchement de mares, des ruisseaux, des égouts , des marais ; ceux qui sont obligés d'avoir les pieds et les mains dans l'eau ; ceux qui se nourrissent d'alimens malsains , et sur-tout trop aqueux ; ceux qui manquent de couvertures ou de vêtemens ; enfin ceux qui sont exposés aux passions vives de l'ame, contractent plus facilement ces maladies , et sont plus exposés aux funestes effets des émanations stagnantes.

Telles sont les causes qui dans tous les pays rendent la constitution marécageuse de l'air plus ou moins saillante et remarquable , quant à sa nature et à ses effets.

Examinons actuellement 1°. comment cette constitution palustre se combine avec les quatre constitutions de l'année, lorsqu'elle est saillante et remarquable, et comment elle les modifie.

2°. Comment ces mêmes quatre constitutions morbifiques de l'année sont modifiées par l'influence faible et modérée des effluves marécageux.

Mais nos Lecteurs et nos Juges ne trouveront dans ces chapitres que des généralités dont les articles précédens ou subséquens offrent le développement. Nous aurions été obligés de nous répéter une infinité de fois, si nous avions voulu entrer dans des détails minutieux.

DE LA CONSTITUTION INFLAMMATOIRE.

Tous les Médecins savent que les anciens ont admis quatre constitutions morbifiques dans l'année ; elles sont connues sous le nom d'*inflammatoire*, de *catharrale*, de *bilieuse* et d'*atrabilieuse* ; cette division sage, conforme à l'observation la plus constante, s'est perpétuée d'âge en âge, et n'a jamais éprouvé de contradiction. Nous allons examiner comment le voisinage des marais et des étangs modifie ces quatre constitutions morbifiques de l'année.

Dans tous les pays où l'abondance, l'étendue, la proximité, la nature, le site, etc. des eaux stagnantes rendent la constitution marécageuse de l'air très-saillante ; tels que plusieurs cantons de la Flandre maritime, plusieurs provinces de Hollande, Cayenne, Batavia, etc., elle paraît absorber les quatre constitutions morbifiques de l'année, qui nous ont été transmises par les Médecins de la plus haute antiquité ; c'est-à-dire, que toutes les maladies portent chaque année sa livrée. Nous en avons parlé dans le plus grand détail dans les chapitres précédens ; mais on ne

rencontre parmi elles, comme on a pu s'apper-
cevoir, aucune maladie inflammatoire essentielle.
Les affections qui présentent dans un degré intense, rigidité dans les solides, érétisme dans les
nerfs, ataxie et irradiation tumultueuse dans le
fluide nerveux, densité acrimonieuse et phlogistique dans les humeurs; enfin les maladies inflammatoires, proprement dites, semblent fuir
ces malheureuses contrées.

Les effluves palustres bien prononcés, semblent donc donner une entière exclusion à la
constitution inflammatoire des anciens, puisqu'on
n'observe que bien rarement des maladies essentiellement inflammatoires dans les pays avoisinés
d'eaux stagnantes.

Examinons comment ils modifient et renforcent les trois autres constitutions morbifiques de
l'année.

DE LA CONSTITUTION CATHARRALE.

Les maladies catharreuses sont très-communes
dans le voisinage des marais et des étangs. Elles
sont singulièrement modifiées par la constitution
athmosphérique marécageuse, en ce qu'elles offrent presque toujours une complication putride
bien prononcée, en ce que la poitrine est bientôt affaissée, et l'expectoration souvent trop facile, ce qui est une suite de la détente de la
fibre; en ce qu'on observe dans le principe même de ces affections une disposition à l'engorgement, au rale et au sifflement de la poitrine;

en ce que le pouls est souple et mol, quoique fiévreux ; en ce que les sueurs sont abondantes et critiques, la coction plus prompte que dans les autres contrées, et sur-tout lorsqu'on combat ces maladies catharrales avec les égards dûs à la diathèse marécageuse de l'air.

Ces considérations doivent influer beaucoup dans leur traitement. Si l'on est prodigue de la saignée, l'affaissement, l'engorgement de la poitrine surviennent, le malade succombe. Les délayans, les anti-phlogistiques, malheureusement trop à la mode, produisent les mêmes effets funestes.

Observation. Nous avons vu périr une Dame et un Sculpteur, par l'effet de deux saignées, qui leur furent conseillées par un Médicastre, qui n'oublia pas d'ordonner une ample boisson d'eau de poulet (1). La poitrine, qui était déjà menacée d'engorgement, s'affaissa, elle s'engorgea au point que les bachiques les plus stimulans et les plus actifs, ne purent relever l'action du poumon ; le rale fit des progrès : ces malades

-----

(1) O Médecins de mon siècle, qui êtes encore les partisans irréfléchis de cette fatale boisson ! quant est-ce que, vous attachant à observer les effets des rèmèdes que vous ordonnez, réserverez-vous exclusivement cette ptisanne au traitement des maladies essentiellement inflammatoires et aiguës, et la proscrirez-vous du traitement de toutes les maladies chroniques ? Médecins du midi, n'alléguez pas la chaleur de nos contrées ; la chaleur relâche la fibre, et le froid la fronce et la tend. O charlatan d'Arles !

succombèrent par l'effet de l'engorgement ca-
tharral.

Les béchiques offrent des secours puissans
contre ces maladies. Le suc de bourrache dépu-
ré , aiguisé por l'oximel scillitique , l'antimoine
diaphorétique , et sur - tout le kermès minéral ,
sont des remèdes très-indiqués dans ces circonstances.

Ces maladies catharreuses , offrent ordinairement beaucoup de saburre dans les premières
voies , et souvent la fièvre putride se complique
avec elles. Il est même des occasions où l'affection catharreuse ne dépend que de la surcharge
gastrique.

Cette considération nécessite l'usage des évacuans. Nous avons vu plusieurs fois des diarrhées
ménagées par la nature , devenir vraiment critiques , ce qui confirme l'opinion que nous avons
émise plus haut , que le siège de ces maladies
est souvent dans le ventricule.

Enfin la constitution marécageuse de l'air modifie ces affections catharreuses , de manière que
les indications curatives consistent à relever et à
soutenir le ton de la fibre , à favoriser en même
temps la coction et l'évacuation des humeurs engorgées dans les poumons et dans la tête. Tous
les remèdes doivent être dirigés sur ces vues ,
sur le tempérament, l'âge, le sexe du sujet , et
sur la nature des symptômes que l'on veut combattre. Les loocks , qui ne sont qu'un mélange
de sirops , sans énergie et sans vertus , doivent
être sévèrement proscrits , comme étant plus propres

pres à affadir, à engouer l'estomac et les bron-
ches, qu'à les stimuler, qu'à soutenir leur ton,
et à atténuer les humeurs engorgées. Le cafe pris
à cuillerées, est le plus puissant des béchiques
que nous connaissions.

DE LA CONSTITUTION BILIEUSE.

L'été est, comme l'on sait, la saison de l'année dans laquelle les Auteurs de la plus haute
antiquité, et depuis eux l'observation fidèle et
constante de tous les âges de la Médecine, ont
placé la constitution bilieuse. Elle est singulièrement renforcée par les émanations marécageuses vraies et saillantes. Cet état de l'athmosphère
rend, comme nous l'avons fait observer à l'article de la fièvre putride, les maladies de cette
saison plus putrides que bilieuses. Il nous paraît
inutile de rappeller à nos Juges les nuances remarquables qui différencient la fièvre putride de
la bilieuse.

Ces considérations nécessitent quelques variétés
dans le traitement de ces maladies. Elles doivent rendre plus réservé dans l'emploi de la saignée et des délayans. Elles rendent indispensable l'exibion de l'émétique, des purgatifs, ensuite celle des toniques et des fortifians. Nous
nous sommes assez appesantis sur le traitement
de ces maladies à l'article des fièvres putrides et
malignes pour pouvoir nous dispenser d'en parler
de nouveau.

Q

DE LA CONSTITUTION ATRA BILIEUSE.

La fin de l'été et de l'automne, sont les sai-sons durant lesquelles on observe la constitution morbifique atrabilieuse. Les émanations stagnantes semblent la favoriser en déterminant la surabondance, la dégénérescence des matières bilieuses, soit dans les viscères épigastriques destinés à effectuer leur secrétion, soit dans la masse du sang. Mais d'un autre côté, la constitution marécageuse et humide, en tenant la fibre animale, et sur-tout le canal intestinal dans un état constant de détente et de laxité, et en donnant à toutes les humeurs une diathèse séreuse et vapide, empêche souvent l'explosion des matières bilieuses, et ne leur permet pas de contracter l'âcreté atrabilieuse ; aussi dans le voisinage des eaux stagnantes, la passion iliaque, le cholera-morbus, et plusieurs autres maladies produites par l'atrabile, et dans la saison de la constitution atrabilieuse, sont infiniment moins dangereuses et graves que dans les contrées qui sont éloignées des étangs et des marais ; parce que dans ces pays, sains d'ailleurs, ces matières bilieuses dégénérées acquièrent facilement un degré d'âcreté qui irrite, corrode, et fait dans certaines occasions tomber en gangrène le conduit intestinal et les viscères sur lesquels elle se dépose. Dans le voisinage des eaux stagnantes, ces matières bilieuses n'acquièrent jamais ce degré d'âcreté et de causticité, soit parce qu'en général les humeurs sont plus séreuses et plus noyées, soit parce que la fibre y est moins roide et moins irritable.

2°. Complication de la constitution marécageuse moins intense avec les quatre saisons, ou des effets des effluves marécageux faibles et modérés, sur les quatre saisons morbifiques de l'année.

Dans certaines contrées les marais, les étangs, les lacs, ces causes d'insalubrité, vainement combattues par quelques Médecins de nos jours, sont assez circonscrits ou assez éloignés, pour ne pas déterminer toutes les années des endémies graves. Ces Villes n'éprouvent leur funeste influence que lorsque des pluies abondantes ou insolites, ou des vents tièdes qui soufflent du côté de l'étang, viennent ajouter à ces causes endémiques éloignées, quelques dégrés d'énergie. Examinons rapidement comment dans ces contrées plus salubres ces effluves palustres faibles et modérés, modifient les quatre constitutions morbifiques des saisons. Ma patrie, avoisinée de canaux, d'irrigation et de terres arrosables, d'une plaine qui fut autrefois un marais couvert de joncs, desséchée et rendue à l'agriculture, par l'activité industrieuse des habitans de deux Villes voisines, intéressées à son desséchement, nous offre des observations précieuses sur cet objet.

Un heureux hasard nous a donc placé dans deux positions et dans deux points de vue bien favorables pour observer les effets de la constitution marécageuse vraie et saillante , et ceux de la diathèse de l'air palustre , mais faible et modérée.

CONSTITUTION INFLAMMATOIRE.

Dans les contrées où les effets des émanations marécageuses sont affaiblis par l'éloignement des eaux stagnantes , par leur circonscription , par leur qualité , par leur nature , la constitution inflammatoire des saisons n'est pas détruite, on a lieu de l'observer toutes les années ; mais la péripneumonie , la pleurésie et les autres maladies inflammatoires , sont symptômatiques , et très-rarement essentielles. Ce sont celles que *Chesnau* avait observées à Marseille, dans lesquelles il prescrivait l'émétique et les évacuans; ce sont celles qu'observèrent *Baglivi* et *Lancisi* à Rome, qu'observent si souvent les Médecins de Paris ; (voyez les constitutions des années , par *Geoffroi*, dans les Mémoires de la Société de Médecine) enfin celles que *Vanswieten* appelle *nothæ* ou batardes ; d'autres Auteurs, fausses ; ceux-ci, putrides ; ceux-là, bilieuses.

Dans ces maladies inflammatoires symptômatiques , le pouls est plus mou , les sueurs plus abondantes que dans les inflammations essentielles et vraies ; l'expectoration est en général plus facile , mais les crachats ne sont jamais du sang vermeil comme dans l'inflammatoire vraie ; ils sont plus rouilleux que sanguins ; ils sont quelquefois jaunes et vraiment bilieux. Ces maladies offrent d'ailleurs le vrai type de la fièvre putride remittente. Tantôt les exacerbations sont quotidiennes, tantôt elles ont lieu de deux jours l'un, et imitent celles de la tierce. Chaque Médecin a une maladie de prédilection, et qu'il traite avec plus de plaisir. Ces maladies inflammatoires putrides ou symptômatiques, sont celles que nous combattons avec le plus de succès. Ces résultats heureux, nous les devons à l'attention que nous portons à les dinstinguer des inflammations essentielles, à user avec parcimonie de la saignée, à ordonner des purgatifs vers le 4e. ou le 5e. jour. Il est quelquefois nécessaire de recourir à la saignée, même après l'exhibition des évacuans ; mais elle n'est indiquée que lorsque la gêne de la respiration augmente, qu'on observe une oppression sèche, une difficulté dans l'expectoration ou la suppression des crachats ; ce qui arrive quelquefois durant ou après une exacerbation fébrile plus intense.

On favorise l'expectoration par des béchiques plus ou moins incisifs, suivant le tempérament du sujet, l'intensité et la nature des symptômes et l'état du poumon.

Les boissons ne doivent point être entièrement anti-phlogistiques et émollientes, comme dans le traitement des inflammations essentielles et vraies; elles doivent être béchiques et délayantes en même temps , et lorsque la maladie tend à sa terminaison , l'on doit recourir aux amers et aux toniques. Le poligale de Virginie , le quinquina même opèrent de bons effets dans ces circonstances.

CONSTITUTION CATHARREUSE.

Les effluves marécageux faibles et modérés , se combinent avec la constitution catharrale des saisons , et ajoutent à son influence. On a vu plus haut les attentions que cette complication commandait impérieusement à l'homme de l'art ; il serait inutile de revenir sur cet objet. *Lucadou* (1) , qui a si bien observé les maladies endémiques, produites à Rochefort par les émanations marécageuses , recommande , avec fondement, d'être très-reservé dans l'usage de la saignée.

DE LA CONSTITUTION BILIEUSE.

Quant à la constitution bilieuse , qui est celle de l'eté , le voisinage des marais et des étangs, quoiqu'éloigné , ne laisse pas que de lui prêter

____

(1) Cette fièvre catharrale , dit-il , est quelquefois assez vive ; il serait très-dangereux de déduire l'indication de la saignée de l'intensité des symptômes. En énervant le malade , on ferait avorter la coction et la crise, et on occasionnerait par-là une mort certaine et prompte. Maladies observées à Rochefort, p. 176.

de nouvelles forces , et de rendre son influence plus fâcheuse. Ce sont sur-tout des maladies putrides qui établissent leur empire dans ces contrées ; elles sont tantôt clair-semées et intercurrentes , et tantôt plus communes et épidémiques. Ce serait vouloir se répéter bien inutilement que de rapporter le traitement qui convient à ces fièvres putrides et quelquefois bilieuses. Ces dernières sont plus communes dans ces contrées que dans celles où les effluves palustres sont abondans et reçus de la première main.

CONSTITUTION ATRABILIEUSE.

La constitution marécageuse faible rend les maladies atrabilieuses plus communes et plus dangereuses. Leurs symptômes en sont plus alarmans et plus fâcheux , parce que la fibre animale y est moins lâche , les humeurs moins noyées , moins séreuses , et conséquemment la bile plus effervescente et plus aduste.

Ces considérations motivent et nécessitent l'usage des délayans et des anti-phlogistiques , des calmans , des narcotiques , et la saignée devient quelquefois utile. On n'emploie les émétiques qu'avec réserve. Les évacuans doux et bien noyés , méritent une juste préférence ; encore ne doit-on les prescrire que lorsque les premiers symptômes sont modérés par l'usage des délayans et des lavemens émolliens.

CHAPITRE VI.

Quels sont les moyens de prévenir les maladies dont il s'agit, et de détruire les effets de l'influence morbifique des Marais et des Etangs, sur l'économie animale ?

Nous avons exposé avec le plus d'ordre, de clarté et de précision qu'il nous a été possible, les maladies qui proviennent de l'influence des eaux stagnantes ; nous avons parlé de leurs causes prochaines et éloignées, du traitement, sur l'efficacité duquel notre expérience, celle *des Lancisi, des Sydenham, des Pringle, des Lind* et de tous les Médecins qui ont écrit au flambeau de leur propre observation, ont prononcé.

Mais la Société de Médecine de Paris, dont tous les travaux, toutes les vues et les questions, ont pour objet le bien de l'humanité, jugeant qu'il était de la dernière importance de préserver de cette fâcheuse influence morbifique tant de personnes obligées de vivre dans le voisinage des marais et des étangs, une quantité d'hommes précieux à l'Etat, employés à leur dessèchement, nos Armées campées dans des plaines humides ou dans des lieux palustres, n'a pas seulement exigé l'exposition des maladies endémiques dans les contrées marécageuses, et leur traitement, elle a encore demandé les moyens de les prevenir. Nous allons nous occuper de ce dernier objet, avec cette attention scrupuleuse que demandent l'importance du sujet et la conservation de tant d'hommes précieux à l'Etat.

Jusqu'ici, nous avons rapporté ce que nous avons vu, et nous croyons d'avoir justifié notre épigraphe, *fas sit mihi visa referre;* nous avons parlé d'après notre propre expérience; nous avons eu soin d'en montrer la concordance avec celle *de Sydenham, de Pringle, de Lind, de Lancisi,* et de tous les Médecins qui ont publié leurs observations, faites sur les bords même des étangs, et non dans des bibliothèques nombreuses et choisies; nous parlerons encore d'après notre propre expérience; nous indiquerons les Auteurs qui ont traité ce sujet avant nous; dans certains cas, nous payerons un juste tribut d'éloges aux moyens prophilactiques qu'ils recommandent; et dans d'autres, nous montrerons la futilité et quelquefois le ridicule des secours préservatifs qu'ils proposent; nous promettons quelques moyens qui n'appartiennent qu'à nous; nous éviterons d'en désigner qui soient d'une difficile exécution; enfin nous n'avancerons rien, que nous ne prouvions par des expériences et par des faits qui, dans cette matière, sont des guides certains et infaillibles.

Lancisi (1) et *Bannau* (2) sont les deux Mé-

____

(1) *De noxii paludum effluv.*
(2) Mém. sur les épidémies du Languedoc.

decins qui se sont le plus occupés de la médecine prophilactique des lieux palustres ; examinons les conseils qu'ils nous donnent ; apprecions les moyens préservatifs qu'ils nous proposent ; rejettons ceux qui sont d'une exécution difficile, puérils ou ridicules ; l'on doit convenir qu'il en est plusieurs qui méritent ces qualifications parmi ceux que nous offre *Bannau*. Ceux que *Lancisi* nous a transmis méritent une juste préférence, et subjuguent nos suffrages. Ajoutons de nouveaux moyens prophilactiques à ceux qu'ils nous proposent. Nous ne parlerons pas des conseils que nous donne *R*. dans son précis sur les maladies de Rochefort ; ils sont trop vagues, trop généraux, applicables à tous les pays et à toutes les circonstances, insuffisans et défectueux. On sait d'ailleurs que ce Médecin nie l'influence de cette cause endémique à Rochefort.

Ce sera après avoir examiné et discuté la méthode préservative préconisée par *Lancisi* et *Bannau*, que nous proposerons nos moyens prophilactiques.

Bannau conseille d'abord d'encaisser les rivières dans les endroits où elles versent et débordent, de dessécher les marais, d'épuiser les eaux stagnantes en pratiquant des saignées, des ruisseaux, des puits, en déviant par leur moyen, leurs eaux dans les rivières les plus voisines ou dans la mer. Le Cen. *Chaptal*, *Lancisi*, *Huguenin*, et tous les Médecins, avaient déja proposé ces moyens. Depuis long-temps les rois de Rome s'occupent du desséchement des marais pontins, etc.; puisse leur exemple être imité par tous les gouvernemens éclairés. C'est à eux à ordonner et à faire effectuer ces utiles et grandes opérations, dont les avantages sont connus de tout le monde; mais qui ne sont pas toujours d'une exécution facile.

Le C^en. *Chaptal*, dans un excellent Mémoire sur les causes de l'insalubrité des lieux voisins des étangs, avait proposé d'ensabler leurs bords dans les endroits où l'eau n'a que quelques pouces de profondeur. *Bannau* propose le même moyen prophylactique. « Une couche d'argile ou de » sable, de la hauteur d'un pied, dit-il, sur une » petite largeur, rétrécirait les étangs, et la pro-» fondeur de l'eau sur leurs bords, serait assez » considérable pour qu'il ne put point s'établir » de foyer de putréfaction, par la décomposition » végétale. »

Nous devons faire observer, en premier lieu, aux C^ens. *Chaptal* et *Bannau*, que le sable n'empêcherait pas l'eau de s'étendre comme à son ordinaire. On sait avec quelle facilité celle-là pénètre ; il en est de même de l'argile.

2°. Cet encaissement d'un étang par le sable ou par l'argile, (fut-il d'ailleurs possible) sera détruit par les premières pluies qui, en augmentant le volume de l'eau, l'obligeront à franchir cette faible barrière. Si cet encaissement s'effectue dans le printemps, la masse d'eau diminuant, soit par l'evaporation athmosphérique , soit par l'absortion terrestre , l'encaissement et la digue seront bientôt éloignés de plusieurs pieds de l'eau , et la cause morbifique qu'on aura voulu détruire subsistera dans toute son intensité. Enfin pendant le règne de certaius vents impétueux , les eaux des lacs ou des étangs, battues et agitées franchiront bientôt cette faible digue. Ce moyen prophylactique est donc faible et insuffisant.

Nous avons prouvé, d'ailleurs, au commencement de cet ouvrage que les eaux stagnantes ne vitiaient les qualités de l'air atmosphérique qu'en lui communiquant une humidité constante, peremne et vraiment morbifique ; puisque, de l'avis de tous les Médecins observateurs , des pluies abondantes et insolites donnaient lieu dans les contrées , d'ailleurs, les plus salubres , aux mêmes maladies qui sont produites par les émanations marécageuses. Ainsi donc, un étang ou un lac raccourci de quelques pouces dans toute sa lisière et sur les bords , ne laissera pas de communiquer à l'air , cette humidité qui sollicite si efficacement la détente de la fibre , la stagnation des humeurs et la dégénérescence des sucs gastriques et bilieux.

Le C.en. *Bannau* propose encore , d'après le C.en. *Chaptal* , de fermer les fenétres du côté des marais et des étangs, et sur-tout , pendant le règne du vent qui souffle du côté de ces foyers endémiques.

Ce moyen préservatif dont *Lancisi* a aussi fait mention, nous paraît encore insuffisant, quoiqu'il ne soit pas sans utilité. En effet, l'air atmosphérique extérieur ne communique pas seulement avec l'intérieur par les fenêtres, mais encore par les portes des maisons, par les jointures de ces mêmes fenêtres, et par celles qui sont du côté opposé.

L'air atmosphérique est une grande masse dont tous les points se touchent ; vainement chercherait-on à intercepter son union et sa communication par d'aussi faibles barrières ; l'air intérieur n'est-il pas, d'ailleurs, lui-même vicié, puisqu'il n'est qu'une portion de l'air extérieur ? Cet air renfermé dans les chambres n'est-il pas chargé, par surcroît, de toutes les émanations animales propres à la maison ? Nous convenons, cependant, que ce moyen prophylactique proposé par *Lancisi*, *Chaptal* et *Bannau*, quelque faible qu'il soit, peut être mis en pratique dans les Hôpitaux. Nous avons dit que dans celui qui avait été confié à nos soins, nous faisions ouvrir le matin et le soir et même dans la journée, les fenêtres du côté du nord ; lorsque ce vent était impétueux ou frais, les malades en étaient singulièrement soulagés, et rafraîchis ; il leur donnait une hilarité singulière et ranimait leur appétit. Le vent du midi aggravait, au contraire, tous les symptômes.

On ne peut s'empêcher de rire, lorsqu'on entend le Docteur *Ingen - Houz* proposer, de

renouveller tout l'air d'une chambre par l'agitation de la porte , ou d'un drap de lit , ou par
tout autre moyen aussi facile , qui force l'air intérieur à se déplacer. Quelle ignorance profonde
de la physique de l'air ! Voilà , cependant , un
de ces Auteurs , dont notre anglo-manie nous
avait fait engouer ; nous refusons notre estime
aux plus belles productions des Médecins français , pour la prodiguer aux plus minces Mémoires qui nous viennent d'Angleterre.

. O Docteur *Ingen-houz* , vous avez très-bien expulsé l'air d'une chambre par l'agitation de la
porte , ou d'un drap de lit ; mais cette chambre
va se remplir , sur le champ , d'une nouvelle masse
d'air égale à la masse expulsée. Qui fournira ce
nouveau volume d'air qui va remplacer l'air par
vous éconduit ? n'est - ce pas cette atmosphère
chargée et souillée d'effluves marécagueux ; voilà
donc , dans le même instant , l'air de la chambre aussi vicié par la présence des émanations palustres qu'il l'était auparavant.

Ce moyen prophilactique est certainement utile
pour renouveller l'air des entrepônts , des cales et
des chambres des Vaisseaux , parce qu'on est assuré d'y introduire un air libre , un air pur , un
air dégagé de toutes les émanations animales qui
le souillaient ; mais est-il possible qu'on n'ait pas
senti combien ce moyen préservatif est insuffisant dans le voisinage des lieux palustres , puisque le volume atmosphérique et extérieur qu'on
introduit en remplacement de l'air expulsé , est

autant vicié que celui qu'on a voulu éconduire.

Bannau conseille encore de planter des arbres dans les villes avoisinées d'eaux marécageuses , et même sur les bords des étangs et des lacs.

« Les villes , dit-il , où il y a le plus de jar-
» dins sont celles où il y a le moins d'épidémies.
» Les Persans pensent que le platane qui est un
» arbre commun en Perse , a une vertu naturelle
» contre toute infection de l'air ; ils assurent que
» s'il n'y a point de contagion à Ispahan , non
» plus que dans les autres grandes villes de Perse ,
» on en est redevable aux nombreuses plantations
» de cet arbre dans les jardins et dans les rues ».

Il ajoute , que le chevalier *Petty* avait remarqué , que dans toutes les révolutions qui ont diminué le nombre des cultivateurs , ou affaibli leurs bras , les épidémies ont été fréquentes et que là , où l'Agriculture n'est point encouragée comme en Espagne et en Portugal , les maladies épidémiques emportent ordinairement plus de la moitié des habitans.

On pourrait objecter à cet Auteur , que cette dernière preuve est très-inutile , que le principe en est faux , puisqu'il est démontré que l'Agriculture détruit plutôt les arbres et les forêts par le défrichement , qu'elle ne les multiplie par la plantation des arbres fruitiers. Nous ne nous appesantirons pas d'avantage sur cet objet , et nous reviendrons à l'utilité des arbres de haute futaie.

On ne saurait contester à ces plantations , la propriété précieuse de corriger l'air atmosphéri-

que , soit par le mouvement que ces arbres battus par le vent lui impriment , soit par les émanations de leurs feuilles et de leur écorce. *Lancisi*
avait fait bien avant *Bannau* cette observation
importante , dans sa fameuse et très-longue Con-
sultation sur le projet d'abattre deux forêts épaisses qu'avoisinaient des eaux stagnantes. Ce célèbre Médecin après avoir pesé les avantages et
les inconveniens qui pouvaient en résulter , finit
par prononcer qu'il convenait de n'abattre qu'une
partie de ces deux forêts , c'est-à-dire , de les
éclaircir seulement. Décision sage et digne de ce
grand Médecin. En effet , des forêts trop épaisses
entretiennent sous leurs épais feuillages une humidité constante , que les rayons bienfaisans du
soleil ne peuvent détruire. Elles interceptent les
vents qui opèrent dans l'atmosphère des déplacemens et des locomotions atmosphériques si salutaires. Au contraire , des forêts rares et dont
les arbres sont clair-semés , laissent pénétrer les
rayons du soleil , elles permettent aux vents alisés de se jouer dans leurs feuillages. Elles obéis-
sent à l'impulsion des vents impétueux , et se-
couent d'une manière avantageuse l'atmosphère
ambiante. Honneur et éloges à celui qui a le
premier proposé ce moyen prophylactique.

Une observation bien importante et qui concourt à étayer l'opinion de *Lancisi* et *Bannau* à
cet égard , est , que les maladies endémiques n'ont
jamais sévi avec plus de force dans les contrées
éminemment palustres où nous avons recueilli nos
observations ,

observations, que depuis que les côteaux qui les avoisinent ont été dépouillés des arbres antiques qui les couronnaient. Cette observation nous a été transmise par des personnes éclairées de ce pays.

Il sera donc très-avantageux de planter des arbres sur les bords des étangs, et sur-tout des peupliers, des ormes et des platanes qui y prospèrent; on en plantera encore autour des villes, dans les places publiques, dans les carrefours.

Les observations de *Macbride*, de *Hales*, de *Priestley*, d'*Ingen-houz*, démontrent sans réplique que la végétation purifie l'air atmosphérique. Le Docteur *Priestley* a prouvé, en particulier, par beaucoup d'expériences bienfaites, que la végétation avait la propriété de rétablir dans ses droits l'air atmosphérique vicié par des exhalaisons délétères.

Bannau propose encore pag. 54, l'établissement de plusieurs moulins à vent dans les villes voisines des lieux palustres, et même au milieu des étangs.

« Ces moulins placés au milieu de l'eau, dit-il,
» indépendamment de l'avantage de purifier l'air
» par le mouvement de leurs ailes, feraient en-
» core mouvoir des poutres qui tiendraient les
» eaux de l'étang dans une agitation continuelle,
» agitation qui rendrait leurs émanations moins
» pernicieuses ».

Ce moyen est impraticable, pût-il être mis facilement en exécution, il ne serait d'aucune uti-

R

lité , et ne saurait s'opposer à l'élévation des vapeurs humides qui font fléchir le ressort de l'air. Voyez ce que nous avons dit à l'article des Causes prédisposantes et éloignées.

Bannau conseille encore le feu. *Acron* , *Hyppocrate* et plusieurs Médecins s'en sont servis avec succès , pour faire cesser des épidémies graves.

La combustion des bois aromatiques et résineux , tels que le genièvre , le cyprès , le pin , le romarin , le thym , la lavande , peut être encore de quelque utilité. Dans les lieux palustres dépourvus de ces bois , on peut employer le soufre dont les anciens faisaient tant de cas dans ces circonstances. *Hales* a conseillé de parfumer avec ce minéral ceux qui arrivent des Échelles du Levant ; et l'utilité du conseil l'a fait adopter.

La poudre à canon proposée par *Bannau* et plusieurs autres Médecins , peut encore être employée avec quelques succès , et sur - tout dans les maisons ; ce moyen prophylactique est très - dispendieux et insuffisant pour corriger l'air extérieur ; que l'on n'imagine pas , en effet , que quelques coups de canon tirés dans la journée puissent changer la diathèse vapide , inerte et humide de cette grande masse d'air atmosphérique qui entoure les habitations et pèse sur une ville. Ce serait avoir une bien faible connaissance de la physique de l'air , de ses locomotions constantes opérées par les vents les plus légers que de le supposer ; ce moyen prophylactique peut être employé dans les maisons des particuliers. On sait , en effet , que l'Amiral *Cook* renouvellait et purifiait l'air des entreponts , en faisant brûler de la poudre à canon.

Nous ne pouvons nous dissimuler , que les feux et la poudre à canon , sont des moyens preservatifs bien faibles contre une cause endémique aussi générale , aussi peremne ; mais *R.* montre son ignorance profonde sur la physique de l'air , en tirant ses preuves contre l'inutilité des feux , de ce qu'ils ne firent pas cesser la peste à Toulon en 1721 , à Londres et à Warsovie ; il n'est permis qu'à ce Médecin d'ignorer que dans le temps que ce fléau destructeur sévit avec le plus de force dans une ville , l'air atmospherique est parfaitement sain , et qu'il n'y a que l'air ambiant du pestiféré qui soit altéré , vicié et capable de reproduire la peste.

L'explosion de la poudre à canon , et le son des cloches en communiquant à l'air des vibrations et des locomotions ondulantes , dissipent avec facilité les brouillards epais , humides et mal-sains qui s'élèvent si frequemment des lieux palustres.

La fumée qui s'élève des chaufours est encore bien propre à corriger les qualités vicieuses de l'air humide et marécageux ; mais ce moyen prophylactique proposé par *Bannau* et *Lancisi* , est souvent impraticable dans les lieux bas , où la pierre calcaire est souvent rare , ainsi que le bois ; d'ailleurs la fumée du chaufour ne saurait durer que quelques jours , ce qui nécessiterait la mul-

tiplication de ce moyen et la continuation pendant toute la saison chaude.

Bannau veut encore que chaque Citoyen tienne
sur sa fenêtre, un plat rempli d'eau, dès que
l'on observera l'écume et une espèce de crême
se former à sa surface, on doit, selon lui, s'em-
presser à mettre en pratique les précautions qu'il
a recommandées.

Mais se peut-il que des hommes qui portent
le nom de Médecin, ayent pu proposer de pareils moyens pour reconnaître la pureté de l'air !
Une eau qui séjourne dans un vase sur une fenêtre, et dans laquelle se précipitent la poussière et tous les corpuscules qui nagent dans l'atmosphère, et qui suivent l'impulsion des vents,
se couvre de cette crême dans les pays d'ailleurs
les plus salubres.

Suivons ce Médecin dans les moyens qu'il propose pour entretenir la salubrité de l'air dans les maisons. Il conseille les aspersions d'eau, et de fréquentes lotions. Nous pouvons prononcer d'après
une longue expérience, que ce moyen prophylactique est infiniment dangereux, que cette humidité repandue et entretenue dans les appartemens, est bien propre à renforcer la diathèse humide de l'air et ses effets pernicieux. Que pendant notre séjour dans les contrées éminemment
palustres de l'Afrique, nous avons constamment
observé que les maisons dont les appartemens
et les planchers étaient journellement lavés et ar-
rosés, étaient celles dans lesquelles nous trai-

tions le plus de maladies soit aiguës, soit chroniques, et sur-tout des rhumatismes et des flux de ventre.

C'est ainsi que dans aucune circonstance, le génie ne suppléera à l'expérience, et que tout Médecin qui n'écrira que d'après ses propres idées et non au flambeau de l'observation, sera exposé à donner pour des préservatifs efficaces des moyens vraiment dangereux. Mais quel effet peut produire le lavage de l'extérieur des maisons, avec un mélange d'eau de chaux vive et un alkali fixe recommandé encore par *Bannau* ? Ce moyen préservatif n'est pas dangereux, il est vrai, il n'est que puéril et ridicule. Le soleil et le vent le déssèchent bientôt. Le jour suivant ses chimériques vertus deviennent nulles.

Tenir sur les portes des chambres, des maisons, sur les fenêtres des vases à larges orifices, remplis d'eau fraîche, souvent renouvellée et agitée, des sceaux de verre ou de fayence remplis de poissons rouges toujours en mouvement, avoir des cascades d'eau dans les appartemens, sur-tout pendant les repas (pag. 78 et 79 de l'Ouvrage de *Bannau*) cultiver des plantes odorantes sur les fenêtres et dans les chaumières, ce sont des moyens prophylactiques si pueris, si ridicules, qu'il semble impossible qu'ils ayent découlé de la plume de Médecins tels que *Bannau* et *Turben*. On dirait qu'ils veulent transformer les habitans des contrées palustres en Médecins, disons mieux, en Sibarites, passant tristement leur vie à ob-

server chaque jour le vase d'eau et la formation
de sa pellicule crémeuse, faisant sans cesse laver l'intérieur et l'extérieur de leurs maisons,
brulant constamment du soufre, des parfums, de
la poudre à canon, chassant l'air de leur chambre en secouant un drap de lit ou la porte, tandis que les Magistrats seraient, sans cesse, occupés à établir, à faire tourner des moulins à
vent placés au milieu des Etangs pour en agiter les
eaux. Quelle peuplade, quelle ville voudrait miséra-
blement passer sa vie dans ces minutieuses occupations, dans ces ridicules exercices. Quel est l'hy-
pocondriaque le plus attaché à son existence qui
voulut s'assujettir à ces pratiques puériles, et qui
n'aima mieux déserter ces malheureuses contrées ?
Ces Sibarites qui éconduisirent de leur Cité les
coqs et les arts les plus utiles, parce qu'ils trou-
blaient leur repos et leur sommeil, eussent rejetté tous les moyens préservatifs ; leur ridiculité
et leur insuffisance frapperont, sans doute, les
regards de tous les concurrens, et nous devons
espérer que si notre Mémoire n'est point couronné, l'Auteur qui obtiendra le laurier académique, loin d'adopter ces secours prophylactiques absurdes, chimériques, puérils et dérisoires,
en faira une justice éclatante (1).

Bannau et *Turben* proposent ensuite de faire

---

(1) Nous nous sommes étrangement trompés, car le
Cit *Baumes* a préconisé la plupart des moyens préservatifs puérils et ridicules de *Bannau*.

détoner sur une pelle du salpêtre et de la fleur de soufre ; mais ils recommandent d'employer ce moyen au même jour, à la même heure, dans le même instant et dans toutes les maisons.

Ce nouveau préservatif proposé par ces Médecins, prouve de rechef leur profonde ignorance de la physique de l'air, et atteste qu'ils n'ont jamais exercé leur art dans le voisinage des contrées palustres. Cette détonation rendra, en effet, pour un instant sa première élasticité à l'air atmosphérique ambiant d'une ville, et pour parler le langage des partisans des miasmes, il les chassera, il les neutralisera pendant quelques minutes ; mais le plus léger zéphir qui soufflera, transportera au loin cette masse d'air rendue élastique, selon nous, par cette détonation, et rapportera sur cette ville un volume d'air palustre égal à celui qui avait été déplacé, et les choses en seront au même état. Voilà la vraie physique de l'air. Oui, contre une cause endémique, constante et peremne, il faut des moyens prophylactiques, dont l'action soit aussi permanente et durable qu'elle.

Ces espèces de ventilateurs, faits avec de la gaze imprégnée de vinaigre, et proposés par *Bannau* et *Turben*, p. 84, ne sont pas moins ridicules que les autres secours préservatifs par eux préconisés. On en avait établi dans la salle à manger du gouvernement, dans les contrées éminemment marécageuses où nous avons recueilli nos observations. On faisait jouer ce ventilateur du rant les repas ; il nous donnait une certaine fraîcheur, lorsque nous étions à table ; mais comme les Officiers n'en étaient pas moins malades, le Gouverneur le fit supprimer ; quel est l'homme qui voulut passer tristement sa vie sur un sopha, surmonté d'un pareil ventilateur ?

Proposer ensuite fort sérieusement, comme le font ces Médecins, à la p. 86, d'établir de pareils ventilateurs dans les rues, sur les toits des maisons, à tous leurs angles, c'est vouloir donner à rire à leurs lecteurs ; c'est prostituer la science médicale, et l'art sublime de la typographie.

Le moyen prophylactique, préconisé par ces Médecins à la p. 88, pour rendre le séjour des temples moins dangereux, peut être employé avec succès ; le Cen. *de Morveau* s'en était servi pour désinfecter le temple de St. Médard, à Dijon ; mais vouloir mettre en pratique ce secours prophylactique sur les terrasses des maisons, pour corriger toute la masse d'air palustre, comme le proposent ces Médecins, c'est encore dire à leurs lecteurs : *nous ignorons entièrement la physique de l'air.*

« Si à son emploi, disent ces Médecins, p.
» 88, se joignait le concours d'ailes agitées au
» moyen de tourne-broches, faciles à établir sur
» ces mêmes plate-formes, l'effet serait encore
» plus prompt et plus universel, en ce que le
» mouvement de rotation de ces ailes, déjà pro-
» pre à rendre à l'air son ressort, ferait onduler

» ces vapeurs purifiantes, et les éparpillerait au
» loin. »

Oui Citoyens *Bannau* et *Turben*, vos vues
sont admirables, mais elles sont fausses. Car si
vous ne nous enseignez pas l'art de boucher,
comme l'on dit, le trou du vent, la moindre de
ses ondulations, dirigée de l'étang vers les habitations, va remettre dans l'instant l'athmosphère
dans le même état. *Ubi desinit physicus incipit me-*
dicus, a dit très-judicieusement un Auteur. Votre
mémoire doit nous convaincre que vous n'avez jamais
étudié la physique ; si vous l'avez fait, on a volé
votre argent.

Parmi ces secours préservatifs, dont nous avons
montré l'insuffisance, l'absurdité, et même les
dangers, proposés par ces deux Médecins, l'on
ne s'attendait point sans doute à voir figurer des
recettes de bonnes femmes. C'est la poudre de
crapaud pulvérisée, et portée dans de la laine
noire ou du coton, (nous demandons de quelle
couleur?) dans le gousset de la culotte. On sera
bien plus étonné en lisant, p. 90, ces paroles :
« *On ne saurait trop exalter la vertu de ce pré-*
» *servatif.* »

Mais il faut encore, suivant ces Auteurs, avoir
l'attention de dessécher tous les soirs cette poudre de crapaud au feu, pour la décharger de l'humidité maligne qu'elle aurait attirée. *Risum te-*
neatis amici.

Ce sont cependant deux Médecins de nos jours
qui proposent de pareils préservatifs ; et l'un d'eux

exerce la Médecine à Paris ! Poursuivons ; nous trouverons bien d'autres amulettes.

Ils conseillent encore de faire flairer des éponges imbibées de vinaigre, renfermées dans une boîte qu'on porterait toujours dans sa poche. On sait que le vinaigre appellé des 4 voleurs, est un bon préservatif contre les effluves délétères que répandent les corps infectés de la peste ou d'autres maladies contagieuses. *Lancisi* propose un moyen à-peu-près semblable ; nous ne le rejettons pas : il n'est que d'une exécution pénible ; mais l'aspersion de ce vinaigre dans les maisons, est un prophylactique insuffisant, par les raisons tirées des locomotions constantes de l'air, et de sa réproduction endémique par l'effet du voisinage des effluves marécageux.

Ils conseillent ensuite, p. 91, de prendre des purgatifs simples deux fois l'année, au renouvellement des saisons ; honneur et gloire aux Citoyens *Bannau* et *Turben*, qui nous présentent, d'après *Lancisi*, un prophylactique puissant, et qui mérite d'être accueilli ; le peuple, je le sens, ne voudra jamais s'assujettir à ces purgations périodiques ; mais les citadins aisés et jaloux de leur santé, en retireront de grands avantages. Voyez le chapitre sur les causes prochaines de ces maladies.

Les gens du peuple s'assujettiront encore moins à prendre (comme le conseillent ces Médecins, p. 91) l'eau de rabel, mêlée avec l'eau *ad gratam aciditatem*, l'esprit de sel marin dulcifié dans

l'eau de rose, ou de scorsonère, ou de chardon-
benit, et encore moins de prendre des lavemens
avec moitié eau et moitié vin. Les préservatifs
les plus simples, les plus à la portée du peuple,
les plus faciles à mettre en pratique , sont les
meilleurs dans ces circonstances. Ceux qu'offre
le Mémoire de ces deux Médecins , n'ont rien
moins que ce caractère de simplicité.

La précaution qu'ils recommandent ensuite de
ne pas sortir de chez soi sans nécessité, ou de
ne le faire qu'après avoir pris un peu de thériaque, ou d'extrait de genièvre, ou du vin avec
la muscade, ou une tasse d'infusion de genièvre,
de petite centaurée, ou d'absynthe, ou du vin
blanc, dans lequel on a mis à digérer des som-
mités de genet, est excellente sans doute ; mais
ce conseil ne sera mis en pratique que par quelques citadins opulens, ou par quelques hypocon-
driaques ; tant il est vrai que dans les plus mauvais ouvrages on peut rencontrer quelquefois des
idées heureuses ; nous en trouvons deux dans
le faible Mémoire que nous analysons avec im-
partialité, l'usage des purgatifs deux fois l'année,
et celui des amers ; à Rochefort on offre le quina dans les sociétés, comme à la Ciotat le café.

Il fallait s'attendre que le Docteur *Bannau*
ne terminerait pas la longue énumération des
moyens prophylactiques qu'il croit les plus efficaces, sans faire jouer un rôle important à l'é-
corce interne d'orme pyramidal , son remède
chéri contre les affections cutanées. On trouve

en effet un chapitre entièrement consacré à le préconiser. Il est intitulé : *Vernis anti-méphitique, propre à suppléer à tous les préservatifs ;* quel est ce prophylactique universel ? C'est, comme l'on sent bien, l'écorce d'orme avec quelques préparations. On enduit les murs des appartemens, les planchers, les boiseries de ce vernis anti-méphitique. O vernis précieux ! que ne l'êtes-vous aux yeux de tous les gens de l'art !

Enfin le Docteur *Bannau* termine son Mémoire par un trait d'ignorance et d'originalité un peu fort. « On peut en préparer (de ce vernis) dit-
» il, p. 101, des redingottes d'une étoffe légère
» et assez claire pour recevoir cet enduit sans per-
» dre de sa souplesse ; de cette manière, en ayant
» la précaution de mettre dans ses oreilles du co-
» ton imbibé d'huile de romarin ou de menthe,
» il ne resterait plus, pour être remparé de toute
» part, qu'à flairer une petite éponge trempée dans
» le vinaigre, qu'à fumer soit de la sauge, soit du
» pas-d'âne, mélé avec un peu d'ambre jaune.
» Plus nous regardons comme précieuse la dé-
» couverte de cette préparation, plus nous nous
» empressons d'en faire hommage aux Etats du
» Languedoc. p. 102. » Ces Etats doivent, suivant le Docteur *Bannau*, charger les Officiers de Justice ou Municipaux, de l'exécution de ces précautions. Les Prélats ont dû les faire connaître par des Mandemens ou des Lettres Pastorales, aux Curés de leurs Diocèses respectifs. Ce Médecin assure qu'elles rendront les épidémies

rares en Languedoc. O ignorance profonde ! ô empirique prononcé , et peut être recompensé par les ci-devant Etats du Languedoc !

Examinons actuellement les moyens préservatifs proposés par *Lancisi ;* on les trouvera infiniment plus sages, d'une exécution plus facile **et** plus à la portée de la classe ouvrière , pour laquelle le Docteur *Bannau* n'a rien écrit.

Mais d'où vient que certains Médecins de **nos** jours, au lieu de citer les Auteurs où ils puisent leurs idées , et de leur faire honneur des conceptions heureuses qu'ils leur doivent , tâchent **de** se les approprier en ne les citant point , et **en** les habillant tranquillement de leur livrée et **de** leur mauvais style , pour les faire méconnaître **?** Ennemi juré de ces plagiats trop communs , nous allons nous occuper des moyens prophylactiques proposés pas *Lancisi ;* et bien différens de *Bannau* et de tant d'autres , nous emploirons le langage même de ce grand Médecin de Rome ; et l'on reconnaîtra le plagiat exercé par plusieurs Médecins qui ont copié dans *Lancisi* , et sans le citer , les moyens préservatifs dont ils semblent se dire les inventeurs.

Cavendum est à somno in iis locis per æstatem est enim exitiosus , p. 63 et suivantes.

Tempus deducandarum aquarum est vere ineunte , p. 75.

Ignis aerem purgat , p. 78.

Exemplum è fornacibus sumptum , ibid.

Silvarum utilitates earumq. abusus , insalubres

Quid de amuletis helmontii sentiendum , p. 143.

Qu'aurait dit *Lancisi* de la poudre de crapaud de *Bannau*, portée dans une pièce de laine noire ou de coton, et de la redingotte vernissée d'écorce d'orme pyramidal ?

Accensis ignibus aeris miasmata dissipanda , p. 167.

Vinum nivè refrigeratum , *cum parvá aquæ copiá bibendum* , p. 208.

Tels sont les moyens prophylactiques sagement conseillés par *Lancisi*, et dont la plûpart sont aussi proposés par *Bannau* et *Turben*, qui n'ont pas même désigné les sources où ils ont puisé.

Après avoir analysé et apprécié les moyens préservatifs proposés par *Bannau*, *Turben* (1) et *Lancisi* (2), établissons ceux sur l'efficacité desquels le raisonnement et notre expérience ont prononcé ; ils seront relatifs aux six choses non naturelles, et aux différentes classes de Citoyens obligés de vivre dans le voisinage des lieux palustres.

DIVISION DES CLASSES DE CITOYENS EXPOSÉS A CES CAUSES ENDÉMIQUES.

Il est plus important qu'on ne pense d'examiner les différens ordres de Citoyens obligés de respirer les émanations marécageuses, et de vivre dans le voisinage des marais et des étangs,

---

(1) Mém. sur les épidémies du Languedoc.
(2) *De nox. palud. effluv.*

pour indiquer à chacun d'eux des moyens prophylactiques relatifs à leur position, à leur genre de vie, enfin à leurs habitudes physiques et
morales.

La première classe est sans doute celle des
Citoyens aisés; ils sont moins exposés à contracter ces maladies endemiques, parce qu'ils se nourrissent d'alimens sains, qu'ils ont des vêtemens
proportionnés à la température de chaque saison,
qu'ils n'épuisent pas leurs forces par des travaux
forcés, qu'ils évitent soigneusement la rosée du
matin et celle du soir.

Nous ne saurions nous occuper des moyens
préservatifs qui conviennent à cette classe privi-
légiée de Citoyens ; elle les trouvera dans la
méthode prophylactique que nous allons indiquer
aux ordres inferieurs, à celui des cultivateurs,
des gens de force, des ouvriers et artisans, qui
travaillent dans des atteliers bas et humides, aux
hommes contraints de s'occuper au milieu des marais, au voisinage des étangs, employés à néto-
yer les egoûts, les canaux, les fossés, les mares, au dessèchement des eaux marécageuses,
au fauchage des prairies, enfin aux soldats campés dans des lieux bas, humides ou palustres.

« Les circonstances, dit *Cullen*, (tom. I. p.
» 75) qui rendent l'homme plus sujet à être
» affecté des miasmes marécageux, semblent être
» 1°. la faiblesse du systême des solides, et par-
» ticulièrement la diminution de l'activité de la
» circulation, occasionnée par le jeûne, les éva-
» cuations,

» cuations, la fatigue , la débauche récente de
» nuit, les excès dans les plaisirs de Vénus ,
» les longues veilles , l'étude forcée , la diminu-
» tion des vêtemens , les maladies précédentes,
» l'exposition du corps ou d'une de ses parties
» au froid, la peur, les passions de l'ame, enfin
» tout ce qui est capable d'affaiblir l'économie
» animale ».

Cette observation est vraie sans doute, à l'article des miasmes près ; mais elle est trop vague
et trop générale. Entrons dans quelques parti-
cularités , et dans quelques détails. Nous avons
fait remarquer à l'article des observations météorologiques , que la constitution marécageuse de
l'air était caractérisée par l'humidité ; que cette
diathèse humide , donnait lieu à une détente remarquable dans la fibre animale , et à la consistance séreuse et noyée des humeurs , faisait languir toutes les secrétions et les excrétions dont
l'ordre , la régularité et l'heureux concours, cons-
tituaient la santé.

Le chapitre suivant , intitulé *des observations
cliniques* , vient à l'appui de notre opinion sur la
nature et les effets des émanations palustres ; en
analysant les premières impressions de l'air marécageux sur les étrangers , nous n'avons rencon-
tré que symptômes de laxité dans les solides, que
défaut de cohérence et d'agrégation lâche , vapide et inerte , dans les humeurs.

Dans le chapitre consacré à l'exposition des
maladies aiguës, nous n'avons observé que pu-

tridité, dégénerescence des sucs gastriques et bilieux, altération dans les excrétions et les secrétions, faiblesse dans le mouvement oscillatoire des solides et du systéme vasculeux, débilité dans l'action péristaltique des viscères abdominaux.

L'article des maladies chroniques ne nous a offert que laxité atonique dans les solides, stagnation dans les humeurs, lenteur dans les secrétions et les excrétions, obstructions, décolorations, engorgemens, embarras, infiltrations, bouffissures, œdèmes, et différentes espèces d'hydropisies, de cachexies et de flux, enfin affaiblissement du principe vital.

Si nous appliquons à ces principes, qui sont le résultat de notre observation, et de celle de tous les gens de l'art qui ont exercé leur profession dans le voisinage des lieux palustres; si nous leur appliquons (disons-nous) la science des contraires, la vraie science du Médecin cli-nique, il restera démontré que les seules vues préservatives, les seules indications prophylactiques dans les contrées marécageuses, consistent à soutenir le ton élastique et le ressort de la fibre animale, qui tendent sans cesse à fléchir, à entretenir l'énergie du principe vital, l'oscillation du systéme vasculeux, et la consistance des humeurs dans l'ordre le plus favorable à la liberté et à la régularité des excrétions et des secrétions. On comprend facilement, par tout ce que nous venons de dire, que les moyens prophylactiques que nous proposerons, étant dirigés

vers ces vues, consisteront en toniques, en fortifians, en apéritifs. Appliquons ces principes à
l'usage des six choses non naturelles.

DU SOMMEIL ET DE LA VEILLE.

Les grandes veilles doivent être considérées
comme un exercice trop long et trop soutenu ;
elles causent des pertes et des dissipations d'humeurs trop considérables. Les solides et les fluides perdent bientôt l'heureux concours qui doit
régner entr'eux. Ceux-ci, s'altèrent et perdent
leur consistance conforme au vœu de la nature
et à l'ordre des secrétions et des excrétions ; ceux-
là, se détendent et perdent leur ressort et leur
élasticité. Le corps animal en contracte une aptitude marquée aux maladies endémiques dont
nous nous sommes occupés.

Le sommeil trop prolongé n'est pas moins nuisible que les veilles excessives. Il est nécessaire
sans doute, pour mettre la nature à même de
réparer les pertes qu'elle a faites dans la journée ; mais s'il est poussé trop loin, tout se relâche et se détend dans l'économie animale ; les
secrétions et les excrétions languissent, des humeurs superflues s'accumulent, elles stagnent,
le corps est appesanti, les fonctions sont ralen-
ties, il en résulte de fausses nutritions, l'embonpoint augmente aux dépend des forces et de
la santé, les fibres et les muscles perdent leur
ressort, les digestions deviennent imparfaites,

tout tombe dans le trouble et la confusion ; et les causes endémiques dont nous avons parlé plus haut trouvent dans des corps de cette nature les dispositions les plus favorables au développement des maladies. Un sommeil de six heures est suffisant pour réparer les pertes de la journée, sans altérer la liberté des excrétions et des secretions, et l'exercice des fonctions.

Mais on doit porter l'attention la plus scrupuleuse à ne point dormir en plein air. *Cavendum est à somno in iis locis*, dit *Lancisi*, p. 63. *Vitandus est antelucanus et nocturnus aer*, p. 140. En effet, l'on n'a jamais violé ce précepte salutaire dans les contrées palustres, sans s'exposer aux maladies qui y sont endémiques. Annibal contracta une maladie des yeux qui faillit lui faire perdre la vue, pour avoir passé une nuit en plein air. On aura soin de tenir les portes et les fenêtres des appartemens fermées pendant le sommeil, et d'avoir des couvertures suffisantes et même chaudes.

Dans les Camps et dans les Armées, on donne aux soldats obligés à passer la nuit en plein air, des redingottes de laine assez fortes, et un bonnet. On aura soin de faire relever de deux en deux heures les factionnaires, et avant de les mettre en faction, on leur donnera de l'eau-de-vie, ou toute autre boisson tonique.

Dans la nuit on mettra sur les tentes à coucher, une toile cirée ou une toile forte, ou une étoffe de laine grossière. On fera renouveller la paille où couche le soldat, de crainte qu'elle ne contracte de l'humidité; on l'exposera souvent au soleil pour la faire sécher ; on placera sous sa couche des branchages ou des feuillages que l'on renouvellera le plus souvent qu'il sera possible. A l'exemple des indigènes d'Afrique , on tiendra des feux allumés dans les maisons , et au-devant des tentes , si la chose est praticable.

DU MOUVEMENT ET DU REPOS.

Le mouvement naît avec l'homme ; il ne finit qu'avec lui ; c'est une des principales propriétés de son existence. Tout est action dans l'animal, mille mouvemens opposés les uns aux autres en forment de concourans , ils se perpétuent les uns par les autres , établissent la régularité des fonctions, en maintiennent l'ordre et la durée , et en règlent les heureux effets.

La nature a assez montré à l'homme le besoin et l'utilité du mouvement, en lui en imposant la loi ; l'exercice en est sans doute l'ame et le soutien ; il fortifie les membres, il forme les tempéramens, et les rend robustes ; il préserve des maladies, lorsqu'on n'en abuse point.

La santé de l'homme , quel que soit son tempérament, exige un exercice capable de soutenir le ton de ses fibres , de diviser les humeurs, de faciliter leur circulation , d'empêcher qu'elles ne stagnent. Il est donc essentiel qu'il soit proportionné aux organes, aux tempéramens, à l'âge , au sexe , à la constitution , à la saison de l'année.

Un exercice doux , égal et soutenu , et de temps en temps forcé , est le seul qui favorise les secrétions et la nutrition, et qui entretienne la régularité des fonctions. S'il prend trop de vélocité et de précipitation , les déperditions sont trop abondantes , et ne sauraient être réparées, il conduit insensiblement à l'épuisement, les secrétions en sont troublées et confondues. Cet état donne lieu aux maladies endémiques , qui fixent notre attention , en affaiblissant le corps animal.

Si l'exercice trouve trop de diminution , tout devient à proportion irrégulier ; les muscles s'affaiblissent , les articulations fléchissent , les oscillations des fibres mollissent , les membranes , les vaisseaux , les viscères se relâchent , la circulation languit , les humeurs stagnent , il se fait de fausses nutritions aux dépens des forces , les digestions viciées produisent des surcharges gastriques et saburrales ; cet état favorise puissamment la naissance des maladies endémiques dans les contrées palustres , et les rend souvent funestes.

Mais on peut assurer qu'en général l'exercice est plus nécessaire dans les pays marécageux , que dans ceux où ces causes endémiques n'existent pas. La raison en est bien sensible ; l'air palustre tendant constamment , par sa nature , à détendre la fibre et à faire languir les secré-

tions, l'exercice devient un moyen prophylactique capable de s'opposer à ses funestes effets.

Dans les contrées marécageuses et d'une température chaude, l'exercice est moins nécessaire, sur-tout durant les grandes chaleurs de l'été;
il n'est praticable que sur le déclin du jour; il
est plus salutaire durant la saison froide.

Dans les pays palustres et froids, il est moins
pernicieux, on peut s'y livrer dans toutes les saisons, à toutes les heures du jour.

Il est encore différens genres d'exercice plus
ou moins pernicieux, plus ou moins salutaires à
l'homme qui est contraint par état de s'y livrer.
Parcourons-les d'une manière succinte.

La promenade à pied, en voiture, l'équitation et la chasse, forment des espèces d'exercice
qui ne sont faits que pour les gens riches, et
c'est moins de cette classe que nous nous occupons, que de celle dont les bras et le travail
sont utiles à la société; aussi nous suffira-t'il de
dire que la chasse durant l'été, est le plus pernicieux de tous les exercices.

Celui qui est nécessité par certains métiers et
arts mécaniques exercés dans l'intérieur des maisons ou dans les Villes, est bien moins nuisible
dans les contrées palustres, que dans celles où
cette cause endémique n'existe pas, soit parce
que dans bien des occasions les émanations qui
s'élèvent de ces atteliers sont propres à corriger
jusquà un certain point cette diathèse vicieuse de
l'air, soit parce que dans ces pays palustres l'air

intérieur des habitations et même des villes est, en général, plus salubre que l'air extérieur, soit enfin parce que les ouvriers ne sont pas exposés autant que les cultivateurs à la rosée du matin et à celle du soir ou de la nuit.

Le plus pernicieux de tous les exercices dans les pays marécageux, est celui qui rend l'homme fort et vigoureux dans les contrées salubres; c'est celui auquel sont assujettis les cultivateurs, les gens de force employés aux travaux ruraux, au fauchage des prairies, au curage des ruisseaux, des egouts, des mares, au desséchement des marais et des étangs.

Pour le rendre moins nuisible, on aura soin de ne les mettre à l'ouvrage que lorsque le soleil aura dissipé la rosée de la nuit et les brouillards épais qui sont si communs dans les contrées palustres; on les rappellera du travail avant que celle du soir commence à tomber, on ne perdra pas de vue que dans les pays marécageux fort chauds, tels que l'Afrique, l'Amérique, le Midi de l'Europe, il est impossible que les ouvriers employés aux pénibles travaux dont nous venons de parler, puissent vaquer à ces périlleuses occupations, depuis neuf heures du matin jusques vers les quatre heures du soir, et sur-tout pendant l'été, sans s'exposer à contracter les maladies les plus graves; dans ces contrées palustres et chaudes, ces heures de la journée sont un temps de repos pour l'homme durant les chaleurs de la canicule, les oiseaux restent immobiles sous le feuillage , les bestiaux harassés et haletans se couchent à l'ombre des forêts.

Nous nous occuperons à l'article des vêtemens , à celui des alimens et de l'air , des moyens de rendre ces travaux moins funestes aux hommes que l'on y emploie.

DES PASSIONS.

L'Homme est un Être physique et moral ; on l'a tant dit qu'il est permis de le répéter. Le moral influe puissamment sur le physique. Les passions sont les maladies de cette ame à laquelle bien des personnes ne croient point ; il en est de vives et de lentes. Un Médecin célèbre appelle les premières *des apoplexies de l'esprit*. Les unes et les autres rallentissent la circulation des liquides , renversent l'ordre et la régularité des secrétions et l'heureux concours qui doit exister entre les solides et les fluides.

Voyez cet homme en colère , ses mains et ses jambes tremblent , tout son physique est dans une agitation convulsive ; l'accès de colère passé , l'atonie succède à cette convulsion générale , ses membres peuvent à peine le soutenir , il se sent faible et énervé ; si les passions favorisent dans tous les pays le développement des maladies épidémiques ; c'est , sur-tout , dans le voisinage des eaux stagnantes , où tout ce qui tend à affaiblir le principe vital , prédispose si puissamment aux maladies qui y sont endémiques.

Observation. Le 14 de Juillet 1778 , deux Charretiers au service de la Compagnie d'Afrique , se prirent de dispute et se battirent à coups de fouet et de poings ; deux jours après ils furent transportés l'un et l'autre à l'hôpital , ils étaient travaillés l'un des fièvres intermittentes , l'autre de la fièvre putride.

Observation. Dans le commencement de la guerre entreprise par la France , pour donner aux Américains une liberté dont elle ne jouissait pas elle-même , M. L *. mon parent , Capitaine de vaisseau se trouvant dans une Isle Française de l'Amérique eut une dispute vive de patriotisme avec un Anglais ; aux paroles succédèrent les coups de poings , M. L *. fut victorieux , il laissa l'Anglais étendu sur le champ de bataille , il crut de l'avoir tué ; le jour suivant il fut attaqué d'une fièvre maligne pétéchiale à laquelle il succomba.

Nous avons cru devoir rapporter succintement le physique et les effets des passions , en ce qu'elles prédisposent puissamment aux maladies épidémiques dont nous nous occupons. Leur moral n'est pas de notre ressort.

DES SECRÉTIONS ET DES EXCRÉTIONS.

Les différentes secrétions de même que les excrétions , établissent toujours des principes de maladies lors qu'elles déclinent de l'ordre naturel.

L'insensible transpiration fournit l'évacuation

la plus considérable et la plus essentielle. *Sanctorius* en Italie , *Dodart* en France , *Keil* en Angleterre en ont établi la quantité, les variations , l'importance et la nécessité , par des observations qui constatent leur sagacité et leur constance dans des recherches ennuyeuses et difficiles. C'est sur-tout la surabondance , la diminution ou la suppression de cette excrétion qui établit la source d'une infinité de maladies graves.

La secrétion de la bile et des sucs gastriques n'est pas moins importante ; nous avons dit , à l'article des Causes prochaines et immédiates , que dans les lieux palustres on observait constamment dans toutes les maladies la dégénérescence de ces sucs digestifs : on s'y opposera , en suivant un régime propre à soutenir le ton de l'estomac et le mouvement péristaltique du tube intestinal , et en se conformant aux vues prophylactiques que nous proposons dans chacun des chapitres qui ont rapport aux six choses non-naturelles.

Mais puisqu'il est démontré qu'il n'est aucun pays , où il importe autant d'entretenir les secrétions et les excrétions dans un état conforme au vœu de la nature , que dans ceux qui sont avoisinés d'eaux stagnantes , où leur moindre altération prédispose si clairement aux maladies , puisqu'il n'est pas moins prouvé que ce n'est jamais la rigidité des solides , ni la densité âcrimonieuse des humeurs qui font languir les secrétions et les excrétions dans la constitution marécageuse de l'air , on s'attachera imperturbablement à soutenir le ton de la fibre animale, la circulation des liquides et l'exercice des fonctions, en évitant tout ce qui tend à affaiblir le principe vital, et en suivant les conseils prophylactiques que nous donnons relativement aux six choses non - naturelles.

L'usage du tabac à fumer est très-utile dans les pays palustres. Nous en parlerons à l'article de l'air.

DES VÊTEMENS.

Les vêtemens forment une partie essentielle des six choses non-naturelles, puisque nous ne pouvons guère exister sans eux. Il n'est pas indifférent pour la santé d'avoir des habits plus ou moins légers, plus ou moins chauds, et sur-tout dans les lieux palustres, où tout ce qui tend à affaiblir le principe vital fait naître dans l'homme des dispositions marquées aux maladies.

Nous ne trouvons dans aucun des Auteurs, qui se sont occupés de la Médecine prophylactique des contrées marécageuses, des conseils relatifs à l'importance des vêtemens. Nous en exceptons *Bannau* qui pour amuser, sans doute, un instant ses lecteurs, a proposé la redingotte vernissée d'écorce d'orme pyramidal.

Nous croyons devoir insister sur la nécessité d'avoir des vêtemens chauds dans le voisinage des eaux stagnantes. Les indigènes du pays d'Afrique où nous avons recueilli nos observations, sont presque autant habillés l'été que l'hiver. L'ex-

périence leur a montré l'utilité de cette pratique. Ce sont les vêtemens chauds jusqu'à un certain point, qui entretiennent la chaleur dans les
viscères gastriques et dans toute la machine, qui
rendent les digestions louables, et qui soutiennent la régularité et la constance de l'insensible
transpiration, excrétion dont nous avons établi,
plus haut, l'importance et la nécessité.

Les personnes faibles et délicates, affaiblies
par des maladies et dont les digestions sont pénibles et lentes, auront soin de porter toute l'année sur la chair un corset de flanelle ou de toute
autre étoffe de laine fine. On empêchera que les
soldats restent trop long-temps en chemise ; on
leur donnera une capote de laine forte pour se
couvrir, durant la nuit, lorsqu'ils sont en faction
et un bonnet ; on leur fournira des couvertures
fortes de laine pour mettre sur leur lit. Il est
nécessaire que les ouvriers employés aux desse-
chémens des Marais et des Étangs ayent un vê-
tement de rechange, de manière qu'ils puissent
en faire sécher un et avoir l'autre sur le corps ;
on leur recommandera de ne pas quitter leur vê-
tement, suivant leur usage en se mettant à l'ouvrage ; ce ne sera qu'après une heure de travail,
et lorsque leur corps sera suffisamment échauffé,
qu'il leur sera permis de quitter leur carmagnole,
on les obligera à garder le gillet sans manches,
et on leur rdéfendra de travailler en corps de
chemise.

On portera encore ses attentions, d'une manière particulière, sur les extrémités inférieures. Rien ne refroidit autant le corps, ne rallentit plus la circulation et la régularité des secrétions que l'humidité des pieds ou des jambes : l'on a vu des marbriers contracter des maladies graves, pour avoir resté long-temps nuds pieds sur les blocs de marbre. Tenez, durant deux jours consécutifs, l'homme le plus vigoureux et le plus vermeil avec les pieds plongés dans l'eau ; vous verrez, après ce temps, les roses de son teint entièrement flétries. Il sera faible et pesant, signe certain de l'affaiblissement du principe vital, affaiblissement qui donne tant d'empire aux maladies des lieux palustres.

On aura soin de procurer aux ouvriers occupés aux travaux pénibles, qui les obligent d'avoir les pieds dans l'eau, deux paires de souliers de bois ou des sabots doublés de peau grossière de mouton ou d'agneau, et deux paires de guêtres de laine. Tandis quel'un se séchera, ils pourront se servir utilement de l'autre.

Le chapeau tient difficilement sur la tête des ouvriers qui travaillent en plein air et qui ont la tête baissée ; on voit souvent ces malheureux travailler tête nue, ou la serrer avec un mauvais mouchoir qui ne peut la recouvrir. On leur procurera un bonnet de coton ou de laine qui tienne leur tête chaudement, et qui les empêche de contracter des fluxions dans ces différentes parties, ou des maladies catharrales graves.

Ce que nous venons de dire sur les avantages

des vêtemens chauds dans les contrées marécageuses suffit, sans doute. Nos juges et nos lecteurs suppléeront facilement aux légères omissions que nous pourrions avoir commises sur cet article intéressant et négligé par *Lancisi*, par *Bannau* et même par *Lind*, dans les ouvrages duquel on trouve quelques conseils épars.

Nos juges doivent voir, avec satisfaction, que dans l'exposition des moyens préservatifs, nous avons constamment en vue, suivant les intentions de la Société R le. de Médecine exprimées dans son programme, les soldats campés dans des lieux bas, humides et palustres, les hommas employés au curage des égouts, des mares, au desséchement des marais et des étangs, enfin aux cultivateurs de ces malheureuses contrées, où la vie commune et moyenne est si courte.

DES ALIMENS.

Il est inutile de s'appesantir beaucoup, pour démontrer combien la nature des différentes substances solides ou liquides qui servent d'aliment à l'homme, prédispose aux maladies. Dans un ouvrage publié l'année dernière sur l'inutilité des observations météorologiques (1) en médecine, nous nous sommes fortement élevés contre la négligence des Auteurs d'observations sur les mala-

----

(1) Apperçu et doutes sur la Météorologie appliquée à la Médecine.

dies épidémiques ; qui ne savent en attribuer la cause qu'aux qualités vicieuses de l'air , sans jamais mettre en ligne de compte l'altération des alimens. Personne n'a mieux connu les dangers et les qualités de ceux que fournissent les contrées palustres que *Hyppocrate* et *Huguenin ;* voyez dans les Chapitres précédens ce qu'ils disent. Oui , la constitution marécageuse de l'air par son humidité , les eaux , tous les fruits , les plantes céréales même par les qualités inertes, vapides et relâchantes , effets necessaires de cette même constitution , favorisent et sollicitent d'une manière impérieuse la détente de la fibre , l'affaiblissement du principe vital.

 Ces considérations puissantes doivent faire proscrire entièrement le régime frais et humectant dans les contrées palustres , situées soit sous la zone torride , soit sous les pôles.

Les remèdes et le régime délayant et anti-phlogistique, sont devenus, pour ainsi dire, exclusivement à la mode dans le traitement de la plupart des maladies , et sur-tout chroniques. La plate théorie des nerfs - parchemin , du Médecin - empirique d'Arles , et la pratique meurtrière qui en est le résultat nécessaire , n'ont pas peu contribué à accréditer dans le midi de la France , et sur - tout à Marseille , l'usage inconsidéré des anti-phlogistiques (1). Nous nous

---

(1) Qu'on me permette de taire les fautes graves que j'ai vu commettre à cet égard à *Vidal* et à *Jourdan,*

écarterions

écarterions sans doute de notre sujet, si nous nous attachions à prouver l'absurdité et les dangers de ce système, que l'empirique d'Arles a inutilement préconisé, et dont les *Tissot*, les *Vicq-d'Azir*, les *Lassone*, les *Baume*, et tant d'autres Médecins justement célèbres, auxquels *Pomme* dit de grosses injures dans son ouvrage, ont fait justice.

La pratique lâche, molle, insuffisante et très-souvent dangereuse, qui est une suite nécessaire de ce système proscrit par tous les gens de l'art instruits, et par toutes les Associations de Médecine, est bien opposée à celle qui immortalisa *Sydenham*, à celle que l'on trouve consignée dans les ouvrages *de Pringle*, *de Grant*, *de Cullen*, *de Lind*, et de tous les Médecins Anglais, des productions desquels nous avons dit plus haut que nous ne nous étions jamais laissé engouer; nous devons ajouter, en faveur de la vérité, que le Docteur *Raymond* fut du petit nombre des Médecins de Marseille, qui repoussèrent ce système absurde et la pratique meurtrière et facile

---

Médecins de Marseille. Ce dernier a été la triste victime de son système. A l'âge de 60 ans il prenait le bain deux fois par jour. Nous traitions ensemble un malade âgé de 60 ans, attaqué d'une hydropisie de poitrine. Il lui ordonna l'eau de poulet avec quatre cuisses de grenouille. Il fallut beaucoup plaider pour obtenir de lui qu'on y ajouta de la racine de bruscus et de celle d'asperges, à la dose d'une drachme de chaque.

T

qui en est le résultat, pratique dont nous avons failli être la victime (1)

D'après ces considérations, les gens de l'art doivent interdire aux convalescens la diette rafraîchissante, et s'attacher, à l'exemple du célèbre *Physes*, à redonner du ton à la fibre animale, aux viscères digestifs, par l'usage des toniques, des chicoracées, enfin des amers.

Nous sommes dans un pays chaud, disent certaines personnes, ne faut-il pas nous rafraîchir? Non, sans doute; et c'est dans les pays froids où les hommes supportent plus facilement l'usage des rafraîchissans, parce qu'ils ont la fibre plus ferme et plus roide, les viscères plus forts et plus énergiques. On ne peut rien ajouter à ce que dit à ce sujet le Citoyen *Bertin*, dans son excellent Mémoire sur les moyens de conserver la santé des nègres et des blans dans les pays chauds. Nous y renvoyons nos lecteurs.

Si nous parcourons tous les Auteurs qui ont écrit sur les maladies endémiques dans les contrées palustres ou dans les pays chauds, nous trouvons le régime tonique et fortifiant recommandés par eux d'un commun accord. La nature a montré depuis long-temps aux Hollandais le besoin et la nécessité des toniques.

––––––––––––––––––––––

(1) A l'âge de 20 ans je fus attaqué des vapeurs. L'ouvrage de l'empirique d'Arles tomba sous ma main. Je me mis à l'usage des rafraîchissans. Je faillis tomber dans l'hydropisie. J'eus recours aux toniques, je fus bientôt rétabli.

Vinum nivè refrigeratum cùm parvá aquœ co-piá bibendum, dit *Lancisi*, p. 208. *Lind*, *Prin-gle*, *Sydenham*, *Grant*, préconisent, dans ces circonstances, l'utilité du vin et des liqueurs. « L'équipage manqua de vin, dit *Lind* (1), ceux » qui avaient été attaqués du scorbut retombè- » rent, et il y en eut plusieurs autres qui fu- » rent hors d'état de remplir leur devoir.

» Par exemple, dit-il encore (2), si une per- » sonne qui habite les endroits marécageux de » la Province de Lincon, ne prend qu'une » nourriture légère, et ne boit que de l'eau, » il est presque certain qu'elle sera attaquée de » la fièvre intermittente. » Observation judicieu-se et vraie.

Ce même Auteur recommande encore, p. 316, de manger un oignon ou une tête d'ail pour se garantir du scorbut. Dans son appendice sur les fièvres, il conseille de manger des alimens to-niques, d'user du vin et d'épiceries, de boire un peu d'eau-de-vie, de mâcher du tabac, pour se garantir de ces maladies.

Nous avons dit plus haut que les fièvres inter-mittentes, n'avaient jamais été si communes dans les contrées palustres de l'Afrique où nous avons recueilli nos observations, que dans les circons-tances où par l'effet de la guerre, les conces-sionnaires manquèrent de vin et d'eau-de-vie ; et

----

(1) Traité du scorbut. tom. 1. p. 194.
(2) *Ibid.* p. 150.

T 2

que les Officiers qui en avaient fait mettre en réserve furent, proportion gardée, moins sujets aux maladies.

Veut-on se convaincre de l'utilité du régime tonique et des dangers des alimens rafraîchissans, soit dans les pays chauds, soit dans les contrées palustres, que l'on mette trois cents hommes en garnison à Nice pays chaud , mais où l'air est salubre. Qu'on les nourrisse avec de l'eau et des fruits fondans durant l'été ; après trois mois ils seront presque tous attaqués de fièvres par accès ou de maladies plus graves. *Quare persuasum est homines*, dit Hyppocrate, *minùs commodè ferre largum potum, ubi aer multùm aquæ permixtum habet.*

On aura donc soin de faire suivre le régime tonique et fortifiant aux troupes cantonnées dans les lieux humides et palustres , et aux ouvriers employés au desséchement des étangs ; on leur procurera des pommes d'amour, des épiceries, des oignons, des ails, des pimens, de l'eau-de-vie, du vin qui ne soit pas affaibli par la cupidité des entrepreneurs. Lorsqu'ils seront échauffés par la marche ou par le travail, on les empêchera de boire de l'eau pure ; on l'altérera avec du vin ou de l'eau-de-vie.

On ne les mettra au travail qu'après leur avoir donné un peu d'eau-de-vie de vin, ou de genièvre, ou de toute autre liqueur tonique, et après qu'ils auront mangé quelques alimens fortifians, suivant le sage précepte de *Lancisi : non est prodeundum in publicum jejuno ventriculo* , pag. 37.

Ce moyen prophylactique doit être aussi mis en pratique par toutes les classes des citoyens et même par les gens riches.

On aura soin de procurer une boisson aussi fraîche qu'il sera possible , aux soldats et aux hommes occupés aux pénibles travaux du curage des égouts et au desséchement des étangs. *Nivatus potus* , dit *Lancisi* p. 139 , *salubris est paludum accolis.* Et ailleurs , *potus nivè refrigeratus sub insalubri cælo saluberrimus* , p. 199 ; et encore *vinum nivè refrigeratum cùm parvá aquæ copiá bibendum* , p. 208.

La fraîcheur de la boisson soutient très-bien , en effet , le ton et l'élasticité des viscères digestifs.

St. Chamas petite ville assez éloignée des étangs était , cependant , décimée tous les étés par les maladies endémiques , effets de la constitution palustre , modérée et faible , dont nous avons parlé plus haut ; les gens de l'art pensèrent que la chaleur de la boisson ajoutait beaucoup à ces causes endémiques , qnoique modérées. On établit des glacières ; le peuple se procurât à bon compte de l'eau à la glace , les maladies en devinrent plus rares et plus clair-semées.

Il est , sans doute , inutile de faire considérer les boissons chaudes comme nuisibles à la santé , et sur-tout si on en prend avec abondance , elles nuisent alors et par leur chaleur et par leur volume. Elles débilitent les viscères gastriques , pervertissent les digestions et prédisposent aux maladies : il serait bien à désirer que les Hol-

landais renonçassent à cette quantité de thé ,
dont ils noient plusieurs fois du jour leur estomac ; mais il faudrait aussi , nous répondra-t-on ,
qu'ils mangeassent moins. Oui , sans doute , et
Lancisi fait de la sobriété un précepte formel.
Utendum est , dit-il p. 136 , *optimo et parvo victu.*

*Quo modo , largior et parvus victus corpora
lædat* , ajoute-t-il.

Les boissons acides ou acidulées préconisées
indistinctement par tous les gens de l'art , ne conviennent qu'aux tempéramens forts et robustes.
Les gens de force en retiraient de grands avantages ; mais la plupart des Officiers ou Commis
qui avaient usé de la limonade furent bientôt attaqués des fièvres intermittentes.

Le choix des eaux est encore de la plus haute
importance. Nous avons fait observer à l'article
des Causes prochaines et éloignées , que dans les
contrées palustres , les eaux des puits communiquent , en général , avec celles des étangs , et
que cette fatale promiscuité les rendait molles ,
vapides et relâchantes ; on ne peut , en effet ,
boire de celles de Frejus , sans être travaillé de
la diarrhée ; on interdira soigneusement l'usage
de ces eaux aux soldats et aux ouvriers occupés
au desséchement des étangs ; on leur procurera
de l'eau de citerne , elle est préférable à celle
des puits , et sur-tout si l'on a soin d'éconduire
les premières eaux pluviales de l'automne pour
qu'elles emportent la poussière , les immondices
des toits et tempèrent leur chaleur.

S'il n'y a pas de citerne dans le voisinage, l'eau claire d'un ruisseau parsemé de cailloux est préférable à celle des puits (1).

Le tabac mâché ou fumé peut être considéré comme un *ingesta*. On aura soin d'en procurer à bon compte aux soldats et aux ouvriers ; soit qu'on le mâche ou qu'on en avale la fumée, il purge, il fortifie, il soutient le ton des viscères digestifs. Il n'est pas temps de faire remarquer l'utilité de sa fumée pour corriger les qualités vicieuses de l'air marécageux.

Le café est la plus utile et la plus nécessaire de toutes les boissons dans les contrées palustres ; il ranime le ton de la fibre et toutes les secrétions ; il favorise la circulation des esprits vitaux, facilite les digestions et en précipite les restes. On sait que *Lorry* les appelle *primæ digestionis quisquiliæ*. Ce sont ces restes des digestions qui forment ces amas de matières bilieuses et saburrales, que l'on observe si communément dans le traitement des maladies dont il s'agit.

Le chocolat engoue et empâte les viscères gastriques, relâche le tube intestinal, déjà trop détendu ; les citoyens riches doivent s'interdire son usage, les farineux favorisent les obstructions, surchargent les viscères digestifs, engendrent des flatuosités, émoussent l'activité des sucs

---

(1) Nous en avons fait l'heureuse expérience pendant notre séjour à l'Armée d'Italie, où les eaux sont en général si molles et si relâchantes.

T 4

gastriques. Les personnes aisées et dont l'estomac n'est pas robuste doivent n'en user qu'avec réserve.

Les plantes chicoracées, le céleri, le panais, l'oseille ; les plantes anti - scorbutiques telles que le cresson, le raifort, le persil, la berle, le becabunga, l'estragon, la roquette, le pourpier sont d'une utilité reconnue. Sous la dénomination des boissons toniques nous avons compris le vin, les eaux-de-vie, les liqueurs spiritueuses, la bière, le cidre, le poiré, le café.

Les Citoyens riches doivent suivre le conseil de *Lancisi* relativement aux purgatifs : ils doivent en prendre un dans le printemps et un autre au commencement de l'automne. C'est le plus puissant de tous les moyens prophylactiques que nous connaissions ; ces évacuations emportent les matières putrides, suburrales et bilieuses, dont la génération dans les viscères gastriques est l'effet de la constitution marécageuse de l'air, comme nous l'avons suffisamment prouvé à l'article des causes prochaines. L'effervescence et l'explosion de ces matières sont les causes immédiates des maladies des lieux palustres.

C'est par la pratique de ce précepte, que dans toutes les contrées marécageuses, les personnes riches et jalouses de leur santé se préservent des effets funestes des émanations des étangs. Nous ne saurions trop recommander son observance.

Les fruits aqueux et fondans sont d'un usage dangereux. Les personnes qui ont des préjugés contraires à notre expérience , peuvent en manger ; elles reconnaîtront bientôt la sagesse de nos conseils.

Les bains soit froids , soit tièdes , ne sont pas moins pernicieux dans les contrées palustres. Trois Officiers allèrent un soir se baigner dans un ruisseau profond ; le jour suivant ils furent tous les trois attaqués des fièvres intermittentes ; d'autres en ont été également travaillés pour s'être baignés dans l'eau de mer qui , cependant , est moins relâchante.

Le Docteur *Raymond* a donné pour exemple de l'utilité des bains dans les lieux marécageux , un fait qui n'était qu'une exception de la règle générale ; il a parlé de mon oncle qui durant 20 années a usé impunément du bain froid dans les contrées mal-saines d'Afrique ; mais il aurait dû observer que ce gouverneur était doué d'une rigidité sans exemple dans la fibre , rigidité qui était parvenue jusqu'au raccourcissement et aux taches scorbutiques ; le bain froid , même en hiver , l'usage constant des végétaux , du lait et des aqueux , qui constituent le régime le plus dangereux pour tous les habitans des lieux palustres, étaient pour lui un besoin. Le Docteur *Raymond* , notre ami , a donc donné pour règle ce qui n'était que son exception ; ceux qui habitent dans le voisinage des étangs savent , au reste , à quoi s'en tenir sur ce précepte ; s'il était possible de rappeller à la vie *Hyppocrate* et *Galien* , ces grands Médecins ne leur persuadèraient jamais qu'ils doivent se baigner dans le cœur de l'été pour se garantir des maladies.

Nous terminerons cet article relatif aux alimens par l'observation suivante, qui nous paraît bien concluante.

Le C^en. L. S. avait demeuré dix ans sans interruption dans les Concessions d'Afrique, sans avoir éprouvé aucune des maladies qui y sont endémiques pas même les fièvres intermittentes, il était le doyen de tous les comptoirs ; mais comment avez vous pu parvenir, lui disais-je un jour, à vous garantir des maladies du pays, vous êtes le seul qu'elles respectent ; oui, me répondit-il, elles respectent la pommade d'ail, le vin, le fromage fort, dont je fais presque ma nourriture ordinaire.

Enfin durant un séjour de plusieurs années dans les contrées palustres de l'Afrique, nous avons constamment observé que les concessionnaires n'avaient jamais usé inconsidérément de boissons ou d'alimens rafraîchissans sans contracter des maladies.

DE L'AIR.

Nous voilà, enfin, parvenus à l'article le plus important de la Médecine prophylactique des lieux palustres : nous avons vu, plus haut, que c'est de la correction de l'air dont se sont le plus occupés tous les Auteurs qui ont écrit sur cette matière.

Nous nous sommes attachés à faire connaître

la nature et les effets de la constitution marécageuse de l'air, à l'article des observations météorologiques et cliniques, à celui des causes prédisposantes et éloignées, à celui de la modification des quatre constitutions morbifiques des saisons avec l'air palustre, enfin dans tout le cours
de cet ouvrage.

Mais avant que de nous occuper des moyens
de corriger sa funeste influence, qu'il nous soit
permis de faire observer à nos juges et à nos
lecteurs, que vouloir corriger ou détruire les
qualités vicieuses de l'air marécageux par des
moyens momentanés, par des détonations de quelques minutes de poudre à canon, par des feux
de peu de durée et autres pratiques instanta-
nées, c'est montrer peu de connaissance des qualités de ce fluide, de sa circulation, de ses locomotions constantes, enfin de sa physique.

Proposer des correctifs d'un moment contre
une cause permanente, durable et peremne,
telle que les émanations constamment renouvellées et si abondamment reproduites par les étangs,
c'est impéritie, c'est ignorance. Oui, des feux
allumés dans une ville durant quelques jours, de
fréquentes détonations de poudre à canon, auront puissamment corrigé durant ce jour là les
qualités vicieuses de l'air palustre, elles auront
pour parler le langage des Chimistes détruit ou
neutralisé le gaz azothique et hydrogène. Les
feux s'éteignent, la fumée de la poudre à canon s'élève et se confond dans l'atmosphère, le

vent souffle du côté de l'étang, il déplace cette masse d'air salutaire et purgée des gazs morbifiques, et pousse sur cette ville une masse d'air palustre égale à celle qui a été déplacée ou corrigée ; dans un instant les zéphirs y ramènent les miasmes, pour parler le langage de leurs trop nombreux partisans ; cette circulation de l'air, ces locomotions sont constantes, rien ne saurait en arrêter le cours, vainement s'efforcerait-on dans les circonstances de placer des digues et des barrières entre l'air vicié et l'air purgé des gazs morbifiques ; on rit de ce grand mur que fit élever Empédocle pour que le vent ne portât pas la peste et la stérilité dans la Grèce. On ne pourra donc jamais corriger les qualités vicieuses et peremnes de l'air palustre, que par des moyens aussi constans et aussi durables que les émanations qu'il fournit ; ces moyens sont tous ceux qui peuvent rétablir l'élasticité de l'air pendant un temps assez considérable.

L'homme qui vit dans le voisinage des lieux palustres, peut respirer trois espèces d'air :

1°. L'air de la maison.

2°. Celui de la ville. Bien des citadins riches et des ouvriers n'en respirent point d'autre.

3°. L'air de la campagne.

De l'air de la maison. Quoiqu'il ne soit qu'une émanation et une portion de l'air extérieur, avec lequel il communique constamment par l'ouverture des portes, des fenêtres et par les plus petites ouvertures, on peut cependant corriger jusqu'à un certain point ses qualités morbifiques, en brûlant plusieurs fois par jour des substances odoriférantes dans les appartemens inférieurs, pour que la fumée qui tend constamment à s'élever, se répande dans les pièces supérieures. Les fumigations d'acides sulphuriques et muriatiques préposés par le C^en. *Morveau*, peuvent encore être employés avec succès. On aura soin de tenir les fenêtres ouvertes lorsque le vent du nord souffle avec violence, d'écarter des habitations les foyers de putridité et de méphitisme ; mais tous ces moyens préservatifs sont faibles et insuffisans, par les motifs qui nous ont fait combattre avec avantage les secours puérils proposés par *Bannau*.

De l'air des villes et villages. Nous nous donnerons bien des gardes de proposer l'établissement des ventilateurs sur tous les toits des maisons, dans les angles des rues, et des moulins au milieu des étangs pour en agiter l'eau ; les Auteurs qui ont proposé des moyens aussi puérils, aussi ridicules ont voulu, sans doute, amuser leurs lecteurs ou les ont pris pour des imbécilles.

On ne peut corriger cette espèce d'air qu'en entretenant dans les villes et dans les habitations la plus grande propreté, qu'en faisant planter dans toutes les places publiques, dans toutes les avenues et le long des étangs des arbres de haute futaie, tels que le platane, le peuplier ou l'ormeau qui prospèrent dans les terreins humides, qu'en cernant les eaux palustres avec des peupliers d'Italie placés à la distance de six pieds l'un de l'autre ; ceux qui connaissent le port de cet arbre, sentiront tous les avantages qui résulteraient de cette enceinte végetale que l'on établirait tout le long de l'étang.

De l'air de campagne. Voici l'espèce d'air qu'il est le plus difficile de corriger, parce que sa masse est considérable et parce que les vents les plus insensibles entretiennent dans l'atmosphère une circulation, une agitation et des locomotions constantes. Les hommes les plus utiles à l'Etat, les Cultivateurs et les Soldats sont cependant obligés de vivre dans cette atmosphère. Nous ne comprenons pas comment ils pourront se garantir de sa funeste influence, s'ils ne s'assujettissent d'une manière pénible aux moyens prophylactiques que nous avons indiqués jusqu'ici, relativement aux six choses non-naturelles et à ceux que nous allons encore proposer.

Lancisi a prononcé que les travaux relatifs au curage des ruisseaux, des mares et au desséchement des étangs ne devaient être entrepris qu'au commencement du printemps; nous pensons que l'automne est la saison la plus favorable quand les pluies ne commencent pas de bonne heure. En effet, durant l'hiver, les étangs et les marais sont pleins. Dans le printemps ils ne sont pas encore secs ou rétrécis par l'absorption atmosphérique ou terrestre; durant l'été, les travaux sont impraticables à cause des maladies. Le commencement de l'automne et la fin du printemps sont donc, les seules saisons où l'on puisse attaquer ces foyers d'insalubrité par des saignées ou par le desséchement.

Pour conserver les hommes précieux employés à ces travaux utiles , on aura soin de ne les mettre à l'ouvrage , que lorsque le vent et le soleil auront dissipé la rosée du matin et les brouillards épais qui sont si communs dans les contrées palustres , qu'après qu'ils auront fait un repas avec des alimens toniques et bû un peu d'eau-de-vie ou d'excellent vin , qu'on ne permettra pas aux entrepreneurs d'altérer ou d'affaiblir ; on les obligera à se nourrir d'alimens toniques et fortifians , en leur faisant distribuer à bas prix des épiceries, des aulx, des oignons , des pimens , des pommes d'amour , du poisson salé , on empêchera qu'ils ne se refroidissent le corps et les extrémités en leur procurant deux paires de sabots et des vêtemens de rechange , deux paires de guêtres de laine ; on fera , en sorte , qu'ils ayent toujours à dos le marais ou l'étang , et qu'ils soient au vent de ces foyers d'insalubrité. Dans les heures du jour où la chaleur est plus forte , ils se reposeront dans un endroit éloigné d'un quart d'heure de l'étang et encore au vent de ses émanations , ils se remettront au travail à trois heures.

On aura soin de leur procurer du tabac à bon compte , pour qu'ils puissent en mâcher constamment ou avoir la pipe à la bouche ; rien n'est si salutaire que sa fumée qui corrige , d'une manière sensible, les qualités vicieuses de l'air , et qui corrige précisément cette portion d'air qui va être inspirée et dans l'instant qu'elle va être introduite dans le corps animal.

Que l'on pèse cette réflexion , et l'on sentira

tous les avantages que les travailleurs et les soldats vont retirer de ce moyen prophylactique. Ces
hommes en général fument tous avec plaisir ; en
leur procurant du tabac à bon compte, ils auront tout le jour la pipe à la bouche.

Les chaufours multipliés et établis entre les
travailleurs et les marais, sont encore bien propres à corriger les qualités vicieuses de l'air palustre ; mais nous avons fait observer que dans
certaines contrées la pierre calcaire manque, et
dans d'autres c'est le bois. Nous avons promis un
moyen prophylactique qui n'appartient qu'à nous,
et dont nous avons retiré les plus grands avantages durant six années : il est aussi utile que facile à exécuter ; nous allons le faire connaître :
les personnes employées au desséchement des marais et des étangs, ne seront pas les seules à le
mettre en pratique, il sera encore commandé
par nos Généraux lorsque les soldats seront campés dans des contrées humides. Oui, si ce puissant prophylactique eut été plutôt connu et pratiqué dans nos Armées, des milliers de soldats
n'auraient pas été enlevés par les maladies, dans
les différentes expéditions faites dans les contrées
basses, humides et palustres (de l'Italie (1) et
de la Hollande).

Dans les pays d'Afrique où nous avons recueilli
nos observations, le Gouverneur envoie toutes
les années dans le mois de Mai cinquante hom-

---

(1) Mots ajoutés à cause des circonstances.

mes

mes sur les bords de l'étang de St. Jean , pour y
faucher le foin qui y croît en abondance et naturellement ; les premiers malades qui entraient
à l'Hôpital étaient constamment apportés des
bords de cet étang ; c'était sur ces faucheurs que
la maladie décochait ses premiers traits. On avait
beau leur procurer des tentes fortes et doubles , -
des toiles cirées pour les recouvrir durant la nuit,
des alimens toniques et sains ; toutes ces précautions étaient inutiles. L'année qui avait précédé celle de mon établissement , de quarante-
huit faucheurs , quarante avaient été assaillis par
des maladies.

Le Gouverneur fut obligé d'employer l'autorité , pour faire effectuer cette coupe du foin
nécessaire aux bêtes asines du Comptoir.

Instruit de ce qui s'était passé l'année d'auparavant, témoin de la répugnance des ouvriers pour ce
travail , nous nous portâmes sur les lieux avec
eux , autant pour les encourager par notre présence , que pour trouver quelques moyens locaux de préserver ces hommes des maladies , qui
avaient sévi avec tant de force parmi eux l'année précédente.

On plaça les tentes dans le lieu accoutumé ,
et dont le site ne me parut pas défavorable ;
c'était à quelques cent pas de l'étang et au pied
d'un petit côteau qui en interceptait la vue.

Nous nous occupâmes des moyens d'établir des
chaufours, le bois ne manquait pas ; mais la pierre
calcaire était éloignée et les chemins impraticables. Nous crumes que l'on pourrait brûler avec

V

des avantages égaux de la terre entremêlée avec du gazon ; nous fîmes donc entasser de cette terre gazonnée en forme de huttes de trois à quatre pieds de hauteur dans le centre nous fîmes pratiquer un vuide pour placer des branchages ou du bois ; nous en eumes bientôt fait élever deux cent., de trois ou quatre pieds en tout sens, et semblables à des loges à chien. Lorsque cette terre gazonnée eut été suffisamment desséchée, ainsi que les branchages que nous avions fait couper pour les brûler, nous fîmes mettre le feu à une douzaine de ces fournaux, il s'en éléva une fumée épaisse qui dura plusieurs jours, quoique la hutte fut affaissée et abandonnée.

Nous jugeames, dès ce moment, que ce moyen prophylactique continué durant tout le temps de la coupe préserverait les facheurs des maladies. Nous ne quittames pas les bords de l'étang, sans avoir fait établir encore cinq cent de ces fourneaux (1), entre l'étang et les travailleurs, et avoir racommandé d'entretenir constamment cette fumée entre les ouvriers et les prairies, en mettant chaque jour le feu à une trentaine de ces huttes. Il est inutile de faire observer qu'on les assujettit aux précautions indiquées plus haut, et dont on avait inutilement usé les années antérieures.

---

(1) C'est le nom que l'on donne dans ce Département, à ces huttes de terre gazonnée que l'on brûle pour la convertir en engrais.

Ces cinquante faucheurs ne donnèrent cette année à l'hôpital que douze fiévreux ; l'année suivante, les mêmes précautions furent mises en usage avec plus de soins encore, il n'y eut que quatre ouvriers de malades ; la troisième année, nous ne reçumes qu'un fiévreux ; la quatrième année, trop de sécurité fit négliger l'exécution de ce moyen préservatif, il y eût huit faucheuurs attaqués des fièvres intermittentes ou putrides ; la cinquième et la sixième année, nous ne reçumes à l'hôpital que deux fiévreux.

Ces fourneaux de terre sont donc le seul et l'unique secours prophylactique, que l'on puisse procurer avec confiance aux ouvriers employés au desséchement des marais et des étangs, et aux soldats campés dans leur voisinage ; on les multipliera suivant le besoin et les circonstances. On aura soin de les placer entre les soldats ou les travailleurs et le foyer d'insalubrité ; on s'attachera à entretenir cette fumée épaisse dans l'atmosphère, en ordonnant de mettre le feu à d'autres fournaux, lorsqu'elle commencera à se dissiper ou à être trop clair-semée.

Voilà le prophylactique le plus assuré contre les maladies des contrées palustres.

Nous croyons pouvoir négliger de consacrer un chapitre à nous résumer, par la raison, que nous avons constamment rappellé à nos lecteurs dans tous le cours de cet ouvrage, les causes prochaines et éloignées des maladies qui fixent norte attention, en proposant les moyens de les combattre ou de les prévenir.

POST SCRIPTUM.

Mais nous ne terminerons point cet Ouvrage, sans payer au C^en. *Guiton de Morveau* un juste tribut d'éloges, soit pour le prophylactique dont il est l'inventeur, soit ponr avoir restreint son usage à la désinfection des masses d'air circonscrites, telles que les salles des hospices, les appartémens, les temples.

Nous avons employé, avec succès, les fumigations d'acide sulphurique ou muriatique dans les hospices de l'Armée d'Italie dont nous étions Médecin. Ce savant donne les preuves les plus incontestables de ses grandes connaissances de la physique de l'air, en s'abstenant de proposer ce préservatif pour désinfecter de grandes masses d'air, telles que l'atmosphère d'une contrée palustre. Il sait, en effet, qu'une fétidité toujours croissante, des émanations continuellement renouvellées et reproduites en abondance, telles que les effluves des étangs ne sauraient être corrigés par des moyens prophylactiques, aussi resserrés et bornés dans lenrs effets, et qui ne sont applicables qu'aux chambres, aux salles d'hospices, aux temples, aux cales et entreponts des vaisseaux, qui ne sont pas exposés à recevoir de quelques jours de nouvelles émanations putrides et morbifiques.

Les *Bannau* et consors n'auraient pas été si modestes que le C^en. *Guiton de Morveau*; ils ne se seraient pas arrêtés en si beau chemin :

des baquets remplis de cet acide auraient été sus-
pendus dans toutes les maisons , posés sur toutes
les fenêtres ; un canot rempli de cette préparation
aurait été établi au milieu de l'étang ; ils en auraient fait verniser les redingottes. Que d'autres
inepties ne nous eussent-ils pas données pour
des moyens préservatifs assurés ?

Mais il est temps de terminer cet Ouvrage que
nous avons tâché d'abreger , en supprimant plus
de mille observations qui l'auraient grossi , sans
éclairer davantage nos lecteurs et nos juges ; ils
comprendront , cependant , combien a été pénible cette attention constante , que nous avons
mise à élaguer et à éloigner de nous cette
immense collection de matériaux et d'observations que nous avions recueillies , et à abréger
même celles que nous avons crû devoir insérer.
Dixi.

TABLE
DES DIVISIONS
DE CE MÉMOIRE.

Fin de la Table.

On trouve chez le même Libraire, les Ouvrages suivans du même Auteur.

CONSULTATIONS de Médecine, 1 vol. *in-12* de
400 pages, broché 2 ₶.

APPERÇU ET DOUTES sur la Météorologie, appliquée à la Médecine, 1 vol. *in-12*, broché, 1 ₶ 4 s.